篠原菊紀教授の

楽しくボケない
脳になる！

1日
1分

「脳トレ」
366

監修 篠原菊紀

脳に適度な刺激を与え、楽しみながら若返ろう！

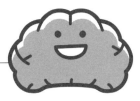

公立諏訪東京理科大学教授　篠原菊紀

「小さな達成感」があなたの脳を若返らせる

　子どもの頃、例えば幼稚園や保育園、小学校に通っていたときのことを思い出してください。勉強でも、運動でも、習い事でも、あるいは遊びでも、「初めて新しいことができた瞬間」、私たちはとても嬉しくなり、パーッと目の前が明るくなるような気持ちになったはずです。そしてそれをすること自体が楽しくなり、誰に言われなくても自分から進んでそのことを繰り返し、一所懸命に取り組んだことでしょう。

　そんなとき、子どもの脳は非常に活性化し、ものすごいスピードで進化し続けています。そうした「小さな達成感」を無数に積み重ねて、いつしか大人の脳へと発達していくわけです。

　やがて人生も後半に入り、生活の大半がルーティンになってしまうと、脳に「新しい刺激」がなかなか入ってきません。自分に関係があることはすでにだいたい知って理解しているので、子どものときのように、「初めて新しいことができた瞬間」＝「小さな達成感」が味わいにくくなったということも言えるでしょう。この「小さな達成感」を味わうのに最適なのが、今あなたが手に持っている本書で「脳トレ」を行うことです。

　最近「筆算」で計算したのはいつでしたか？　あるいは手にペンを持って、少し難しい漢字を書いたのはいつでしょうか？　計算機や携帯電話、パソコンなどを使うのが当たり前の生活になったために、実際に書きながら頭を使うよ

うな機会が少なくなり、脳への刺激の量が減ってきているかもしれません。

　本書には、計算問題あり、漢字の問題あり、ことわざの問題あり、ナンバープレイス（いわゆる数独）あり、立体図形問題あり、昭和を懐かしむクイズあり、そのほか数種類のタイプの問題がランダムに並べられています。もちろん得意な問題はすぐに解けると思いますが、少し頭をひねらないと解けない問題もきっとあるはずです。そんな問題が解けた瞬間、あなたの脳は「小さな達成感」を得ることができるでしょう。

　この「小さな達成感」によって、脳の奥にある「線条体」が活性化します。線条体とは、いわば「やる気の中核」と言える部分です。線条体は「行動を開始すること」やそのコントロールに関わっています。また、線条体の腹側には「側坐核」という快感中枢があります。苦手な問題が解けて「小さな達成感」が得られたとき、どうか自分をほめてあげてください。自分をほめることは脳にとっては「報酬」であり、この報酬に側坐核は反応します。つまり快感を得て「楽しい気持ち」になり、それが「やる気」につながるのです。

　これを図式化すると、次のようになるでしょう。

①脳トレ問題を解く。

②小さな達成感を得て、自分をほめてあげる。

③線条体が活性化され、側坐核が脳に快感をもたらす。

④やる気が湧いて、さらに行動を促す。

⑤楽しくなって、脳がいっそう活性化する。

⑥これを日々繰り返すことで、脳が若返っていく。

突き詰めて言えば、「脳が楽しさを感じる」ことなら、「脳トレ」に限らず、どんなことでもかまわないのです。新しいこと、より難しいこと（体に無理を強いるという意味ではなく）、より充実感が得られることに、積極的にチャレンジしてください。そもそもあなたが本書を手に取ったということは、その時点で「何かに挑戦しよう」という気持ちが湧いて、行動を始めたわけです。その気持ちを維持して、楽しい気持ちで生活していこうではありませんか。

無理せず「脳にいいこと」を続けよう

　「脳トレ」は、決して「義務的」にやろうとしないでください。「面倒だ」「やる気が出ない」と感じたら、すぐに本を閉じて別のことを行ってください。やりたくないことを我慢して行う忍耐力も大切かもしれませんが、明らかに義務ではない「脳トレ」を自分で無理やり義務にしてしまうと、本書の表紙を見るだけでストレスを感じ、心身の健康を損なうことにつながりかねません。

　当然ですが、「脳にいいこと」は、脳トレ以外にもたくさんあります。特に大切なのは、「適度な運動を習慣化すること」です。できれば1日に5000歩程度のウォーキングを行いましょう。背筋を伸ばし、歩幅をやや広く、腕をよく振って歩くようにすれば、筋肉が刺激され、全身の血流が促進し、頭もスッキリするはずです。基礎代謝量が増えて、脂肪も燃焼しやすくなります。

　歩くことに支障がある方は、可能な範囲で体操をしましょう。テレビの体操番組を活用するのもよい方法です。人間の体は、「動かすから動く」のです。「動かないから動かなくなる」のです。高齢になるほど、意識して体を動かし続けることが本当に重要です。もちろん転倒には充分注意してください。

　認知症予防のためには、健康的な食事を心がけ、できればタバコはやめていただき、飲酒をほどほどにしておくことも重要です。そうして日々生活しながら、ふと時間ができたときに、また本書を手に取って「脳トレ」に挑戦してみてください。「小さな達成感」が、きっとあなたの気持ちを前向きにしてくれることでしょう。

本書の使い方

✏️ 問題は366日分あります。1日分（3分の1ページ）を1分以内で解くことを目標にしてください。

✏️ もの足りない方は一度に数日分やっていただいてもかまいません。

✏️ 最初から順番にやっても、パッと開いたページからやっても、どちらでも結構です。問題ごとに日付を書き込む欄がありますので、そこに記入しておけば、どの問題をやったかがすぐにわかります。

✏️ ひと通りできた方は、2回目にチャレンジしてみましょう。その際、目標時間を30〜40秒くらいに短く設定すると、難易度を上げることができます。解答を鉛筆で書いて、あとで消すようにすれば、何度でも使えます。

✏️ 計算問題は筆算か暗算で行ってください。できるだけ暗算で解くようにすることで、よりいっそう脳の活性化が促進されます。

ミニナンプレ問題の解き方

〈例題〉

	2	3	(イ)
(ア)		1	
		2	3
	3		(ウ)

・ヨコとタテの一列、太線で囲まれたブロックには、1〜4の数字が一つずつ入ります。

・ヨコのライン、タテのライン、太線内で、数字が重ならないように考えながら、空欄を埋めていきましょう。

・問題にはすでにいくつかの数字が入っています。その列、そのブロックには、それ以外の数字が入ります。例題でいえば、いちばん上のヨコの列には2と3が入っているので、残りの二枠には、どちらかに1が、どちらかに4が入ります。

・すべての欄に書き込んだうえで、（ア）（イ）（ウ）に入っている数字が答えになります。

ピラミッド計算問題の解き方

〈例題〉

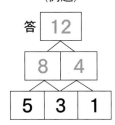

答 12

・下段（上段の場合もあり）の隣り合う数字をたして、その上（下）の段のマスに書き込みます。

・真ん中の段の隣り合う数字をたした合計が、いちばん上（下）の答えになります。もう一列多い4段の問題もあります。

・かけ算も同様に行います。ひき算は、隣り合う左側の数字から、右隣の数字をひきます。

1
日目

次の計算をしましょう。

① 　　　　　② 　　　　　③

$$2353 + 3636$$

$$7914 - 3761$$

$$28 \times 37$$

月

日

2
日目

次の漢字の読み方を書いてください。

①思案　　[　　　　] ⑤牡丹餅 [　　　　]

②断崖　　[　　　　] ⑥流浪　　[　　　　]

③鍛冶屋 [　　　　] ⑦烏帽子 [　　　　]

月

④冥利　　[　　　　] ⑧天竺　　[　　　　]

日

3
日目

次の計算をしましょう。計算機は使わず、筆算か暗算でお答えください。

① $235 + 57$ = 　　　　

② $366 - 135$ = 　　　　

月

③ 18×22 = 　　　　

日

④ $594 \div 18$ = 　　　　

126
ページ
の解答

〈361日目〉③
〈362日目〉『大鏡』〈363日目〉①す②ば③そ

4日目

6種類のイラストが不規則に並んでいます。いちばん多いものはどれでしょうか？（ここにいる動物：ウサギ、イノシシ、イヌ、タヌキ、ニワトリ、ネズミ）

答 [　　　　　　　　　]

5日目

下線を引いたひらがな部分を漢字に直してください。

①あうんの呼吸。　　　　　　　　　　　[　　　　　　]

②神社でおみきをいただいた。　　　　　[　　　　　　]

③せっぱ詰まった状況だ。　　　　　　　[　　　　　　]

④自宅をかいちくした。　　　　　　　　[　　　　　　]

⑤恥もがいぶんもない。　　　　　　　　[　　　　　　]

月

日

6日目

次のサイコロの見えている3面の数字をたしてください。

① ☐ ＋ ☐ ＝ ☐

② ☐ ＋ ☐ ＝ ☐

③ ☐ ＋ ☐ ＝ ☐

月

日

このページの解答は**10**ページ

7日目

周囲の漢字と組み合わせて二字熟語になる共通の漢字を中央に入れてください。（黒地に白文字は答えの文字の前に、白地に黒文字は答えの文字の後ろに入ります）

月
日

① 机 旬 手 □ 馬 途 陸 最 官

② 当 情 代 □ 出 後 襲 乱 論

③ 日 央 心 □ 命 夢 年 宮 立

8日目

昭和に流行した音楽・映画・ドラマ・モノなどについてお答えください。

月
日

昭和25（1950）年

芥川龍之介の短編『藪の中』を原作とする黒澤明監督の作品。平安時代、捕らえられた盗賊の裁判が行われ、襲われた貴族女性との言い分が対立する。翌年ベネチア国際映画祭でグランプリを受賞した。

9日目

次の計算を暗算で行い、答えは算用数字で書いてください。

月
日

①はちじゅうはちたすさんじゅうにたすろく ＝

②にじゅういちたすよんじゅうごたすしち ＝

③ごじゅうさんたすじゅうはちたすきゅう ＝

④ろくじゅうごたすにじゅうろくたすじゅう ＝

8

6ページの解答 〈1日目〉①5989②4153③1036 〈2日目〉①しあん②だんがい③かじや④みょうり⑤ぼたもち⑥るろう⑦えぼし⑧てんじく 〈3日目〉①292②231③396④33

10日目 次の計算をしましょう。計算機は使わず、筆算か暗算でお答えください。

月 ① $119 + 387 =$ ☐

② $226 - 83 =$ ☐

③ $35 \times 13 =$ ☐

日 ④ $800 \div 32 =$ ☐

11日目 それぞれ何時何分かお答えください。

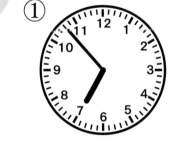 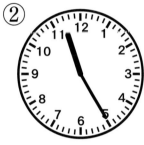 

月

〈問題〉この時刻の40分後は？　この時刻の55分後は？　この時刻の35分前は？

☐時☐分　　☐時☐分　　☐時☐分

日

12日目 次の経歴・事績にあてはまる歴史上の人物の名前をお答えください。

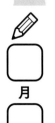

月

江戸時代中期の米沢藩主。産業を興し、倹約を徹底して藩の財政健全化に尽くした。食料の備蓄を行い、天明の大飢饉の際、米沢藩では餓死者が出なかったとされる。「なせばなる」の名言でも知られる。

☐

日

---

13 日目

□に漢字を入れて四字熟語を完成させてください。

① 悪□苦□ … (困難な状況で苦しみながら努力すること)

② 温□篤□ … (穏やかな人柄で誠実であること)

③ 急□□下 … (突然状況が変わって物事が解決すること)

④ 時代□□ … (やっていることやいうことが時代を取り違えている)

⑤ 二□□反 … (対立する二つの命題が、同等の妥当性で主張されること)

○月
○日

14 日目

サイコロの底の数字を下の空欄に書き、その数字で計算してください。(サイコロは向かい合う面の数字をたすと7になります)

○月
○日

底の目		底の目		底の目		底の目		答え
	×		+		×		=	

15 日目

地理に関する次の問いにお答えください。

いわゆる「北方領土」は4つの地域で構成されている。択捉島、歯舞群島と、あと2つはどことどこ？

○月
○日

8ページの解答 〈7日目〉①上②世③中 〈8日目〉『羅生門』〈9日目〉①126②73③80④101

16 日目

お金がいくらあるか計算しましょう。

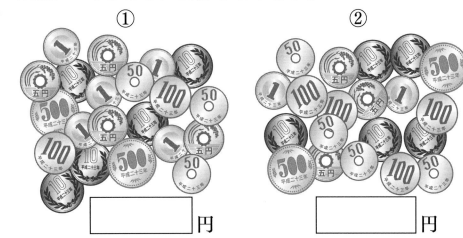

① □ 円

② □ 円

📝 月 □ 日 □

17 日目

次の漢字の読み方を書いてください。

①狸 [　　　] ⑤杓子 [　　　]

②紙一重 [　　　] ⑥寸暇 [　　　]

③虚空 [　　　] ⑦忠臣 [　　　]

④酒蔵 [　　　] ⑧半鐘 [　　　]

📝 月 □ 日 □

18 日目

次の計算をしましょう。計算機は使わず、筆算か暗算でお答えください。

① 723 + 284 = □

② 563 − 255 = □

③ 66 × 22 = □

④ 448 ÷ 28 = □

📝 月 □ 日 □

19 日目

たし算で計算しましょう。(計算方法は5ページ参照)

📅 月

📅 日

① 答 ☐

② 答 ☐

③ 答 ☐

21	34	53

14	43	67

65	29	75

20 日目

下線を引いたひらがな部分を漢字に直してください。

📅 月

📅 日

①あくたいをつく。　　　　　　　　　[　　　　　]

②おもはゆい気持ちになった。　　　　[　　　　　]

③ぞうげの塔に閉じこもる。　　　　　[　　　　　]

④音楽会にちょうしゅうが集まった。　[　　　　　]

⑤ストレスをかいしょうする。　　　　[　　　　　]

21 日目

理科に関する次の問いにお答えください。

📅 月

📅 日

濡れた体が乾くときに寒さを感じたり、打ち水をしたときに涼しさを感じたりするのは、液体が気体になる際に周囲から熱を吸収するからである。この現象の呼び方は？

☐

〈13日目〉①戦・闘②厚・実③転直④錯誤⑤律背
〈14日目〉30 〈15日目〉国後島・色丹島

22
日目

□にひらがなを入れてことわざ・名言を完成させてください。

①商い上手の□□□下手

②痛くもない□□を探られる

③親思う心に勝る□□□□□けふの音づれ何ときくらん

④国破れて□□□在り

⑤敵は□□□□□にあり

⑥出る□□は打たれる

月
日

23
日目

タテの列、ヨコの列、太線で囲まれたブロックに、それぞれ1〜4の数字が一つずつ入ります。（ア）〜（ウ）のマスに入った数字をお答えください。（解き方は5ページ参照）

月
日

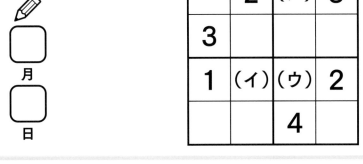

24
日目

次のひらがなを見ておぼえてください。15秒たったら問題をかくして、紙に書いてください。
（位置もしっかりおぼえましょう）

月
日

①

こめ	むぎ	あわ
うし	うま	うり

②

かい	くい	さい
とい	たい	えい

25 日目

次の計算をしましょう。計算機は使わず、筆算か暗算でお答えください。

① $327 + 456 =$ 〔　　　　〕

② $1053 - 628 =$ 〔　　　　〕

③ $39 \times 39 =$ 〔　　　　〕

④ $589 \div 19 =$ 〔　　　　〕

月

日

26 日目

昭和に流行した音楽・映画・ドラマ・モノなどについてお答えください。

昭和26（1951）年

石井桃子が書いた児童文学作品。ある朝、小学2年生の主人公が目を覚ますと、母と兄が出かけたあとだった。登った木から池に落ち、気づくと雲に乗ったおじいさんに拾われていた。文部大臣賞を受賞。

〔　　　　　　　　　　〕

月

日

27 日目

折り紙を4つ折りにして一部を切り取りました。開いたとき、どんな形になっているでしょうか。①～③の中から選んでください。

〈例〉4つ折りにして一部を切り取り、開くとこのようになります。

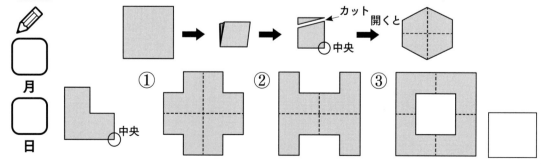

月

日

〈19日目〉①142②167③198 〈20日目〉①悪態②面映③象牙④聴衆⑤解消
〈21日目〉気化熱（蒸発熱）

28
日目

□に共通する部首は何ですか？

🖉

月

日

① □令・□台・□東

② 冗・写・冠

③ □厶・□少・□比

29
日目

時間の足し算です。合計した時間を「○時間○分」の形でお答えください。

🖉

月

日

①2時間30分＋3時間20分＝

②4時間40分＋2時間30分＝

③5時間55分＋1時間35分＝

④3時間15分＋3時間40分＝

30
日目

次の経歴・事績にあてはまる歴史上の人物の名前をお答えください。

🖉

月

日

平安時代初期の僧侶。唐に渡って密教を学び、真言宗を開いた。優れた書家でもあり、嵯峨天皇・橘逸勢とともに「三筆」と称された。ひでりの際、竜を呼び寄せて雨を降らせたなど、多くの伝説が残っている。

31日目

中華料理店で5人で食事をしました。合計金額はいくらになりますか？（消費税等は考慮しません）

〈メニュー〉

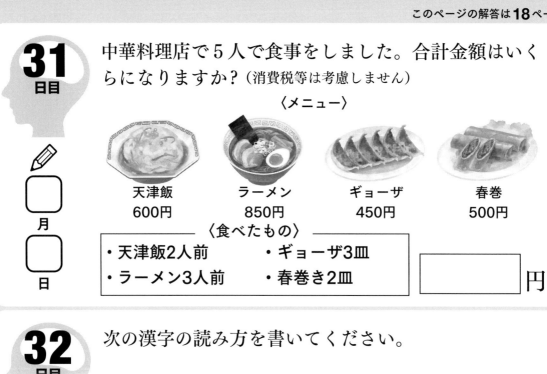

天津飯	ラーメン	ギョーザ	春巻
600円	850円	450円	500円

〈食べたもの〉

- 天津飯2人前
- ラーメン3人前
- ギョーザ3皿
- 春巻き2皿

□ 円

月

日

32日目

次の漢字の読み方を書いてください。

①反故　[　　　]　⑤梨園　[　　　]

②矛盾　[　　　]　⑥雪隠　[　　　]

③百舌鳥　[　　　]　⑦沽券　[　　　]

④槍玉　[　　　]　⑧扶持　[　　　]

月

日

33日目

次の計算をしましょう。計算機は使わず、筆算か暗算でお答えください。

① $289 + 298 = $ □

② $2563 - 1188 = $ □

③ $121 \times 22 = $ □

④ $1134 \div 21 = $ □

月

日

14ページの解答 〈25日目〉①783②425③1521④31　〈26日目〉『ノンちゃん雲に乗る』
〈27日目〉②

34日目

次の上の句に続く下の句を、A～Cから選んでください。

①戀すてふわが名はまだきたちにけり （　　）

②筑波嶺のみねより落つるみなの川 （　　）

③淺ぢふのをのの篠原しのぶれど （　　）

月

日

A　あまりてなどか人の戀しき
B　人知れずこそ思ひそめしか
C　戀ぞつもりて淵となりぬる

35日目

立方体のブロックを積み重ねた次の図形は、何個のブロックで構成されているでしょうか。（※積まれたブロックの下に空洞はありません）

① 　　　　　　　　　　②

月

日

□個　　　　　　　　□個

36日目

次の計算を暗算で行い、答えは算用数字で書いてください。

①ヨンジュウサンタスサンジュウハチタスハチ ＝ □

月

②シチジュウニタスロクジュウイチタスロク ＝ □

③ジュウシチタスサンジュウシチタスニ ＝ □

日

④ゴタスキュウジュウキュウタスニジュウ ＝ □

37 日目

次の計算をしましょう。

月

日

① 　　　　　② 　　　　　③

$$8655 + 4397$$

$$17653 - 9528$$

$$45 \times 22$$

38 日目

下線を引いたひらがな部分にあてはまる同音異義語を、下の言葉から選んでください。ただし不要なものが一つ含まれています。

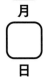

月

日

①教授は興味深いかせつを打ち立てた。　（　　　　）

②校舎の工事中、かせつの教室で勉強した。（　　　　）

③電話線のかせつ工事が行われた。　　　　（　　　　）

架設 ・ 佳節 ・ 仮説 ・ 仮設

39 日目

次のひらがなを見ておぼえてください。15秒たったら問題をかくして、紙に書いてください。
（位置もしっかりおぼえましょう）

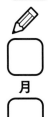

月

日

①

そら	うみ	とり
うお	あめ	くも

②

めい	おい	おば
おじ	あね	あに

40
日目

次の計算をしましょう。計算機は使わず、筆算か暗算でお答えください。

① $38 +$ □ $= 134$

② $65 +$ □ $= 152$

③ $125 -$ □ $= 69$

④ $97 -$ □ $= 59$

月

日

41
日目

5種類のイラストが不規則に並んでいます。いちばん多いものはどれでしょうか？（ここにあるお花：バラ、チューリップ、ヒマワリ、アサガオ、コスモス）

（ヒマワリ）（アサガオ）（コスモス）（バラ）（チューリップ）

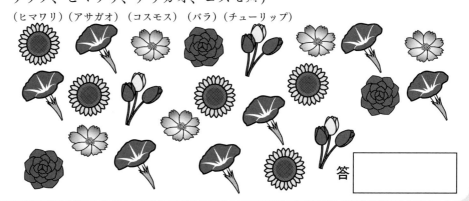

答 □

月

日

42
日目

昭和に流行した音楽・映画・ドラマ・モノなどについてお答えください。

昭和27（1952）年

この年日本で初公開されたイギリス映画。第二次世界大戦直後、米国人作家のホリーがウィーンの親友ハリー・ライムを訪ねるが、守衛に亡くなったと伝えられる。カンヌ国際映画祭でグランプリ受賞。

月

日

43
日目

周囲の漢字と組み合わせて二字熟語になる共通の漢字を中央に入れてください。（黒地に白文字は答えの文字の前に、白地に黒文字は答えの文字の後ろに入ります）

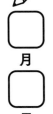

○ 月

○ 日

① 地 / 君 / 役 / 城 ▶ □ ◀ 坊 / 題 / 亭 / 観

② 吉 / 件 / 例 / 執 ▶ □ ◀ 珍 / 象 / 理 / 前

③ 文 / 員 / 類 / 芸 ▶ □ ◀ 他 / 相 / 巨 / 道

44
日目

文字を並べ替えて正しい言葉を完成させてください。

① 「ののありはこがもにふるく」　（　　　　　　　　　　）
ヒント：最後に

② 「しゃようのふうじょい」　（　　　　　　　　　　）
ヒント：自分は後回し

③ 「たんいさんないちまちなって」（　　　　　　　　　）
ヒント：えぇっ、また？

④ 「つうにはたれつよたれはように」（　　　　　　　　）
ヒント：思い出のヒット曲

45
日目

次の経歴・事績にあてはまる歴史上の人物の名前をお答えください。

医師、官僚、政治家として明治から昭和初期にかけて活躍。日清戦争の帰還兵23万人の検疫を短期間で成し遂げ、台湾の近代化、関東大震災後の復興、ボーイスカウトの普及など多大な功績を残した。

□

○ 月

○ 日

18 ページの解答

〈37日目〉①13052②8125③990　〈38日目〉①仮説②仮設③架設

46
日目

それぞれ何時何分かお答えください。

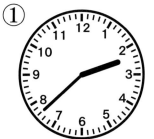

① ② ③

〈問題〉この時刻の63分後は？　この時刻の47分前は？　この時刻の100分後は？

☐時☐分　☐時☐分　☐時☐分

月

日

47
日目

次の漢字の読み方を書いてください。

①鷺　　　［　　　　］⑤弁慶　　　［　　　　］

②烏　　　［　　　　］⑥万物　　　［　　　　］

③俎板　　［　　　　］⑦糠　　　　［　　　　］

④粗相　　［　　　　］⑧屏風　　　［　　　　］

月

日

48
日目

次の計算をしましょう。計算機は使わず、筆算か暗算でお答えください。

①47 ＋ ☐ ＝ 85

②54 ＋ ☐ ＝ 132

③83 － ☐ ＝ 37

④105 － ☐ ＝ 30

月

日

49日目

矢印にそってサイコロを転がしたとき、最後のマスで上になる数字をお答えください。（サイコロは向かい合う面の数字をたすと7になります）

〇 月
〇 日

答 □

50日目

下線を引いたひらがな部分を漢字に直してください。

①春は<u>あけぼの</u>。　　　　　　　　　[　　　　　]

②<u>かいさい</u>を叫んだ。　　　　　　　[　　　　　]

③<u>そちゃ</u>でもどうぞ。　　　　　　　[　　　　　]

④<u>しりょ</u>深い人物。　　　　　　　　[　　　　　]

⑤立派な行動に<u>かんたん</u>した。　　　[　　　　　]

〇 月
〇 日

51日目

デジタル時計（24時間表示）が鏡に映って左右反転しています。時刻は何時何分ですか？

①　52:51　　②　25:55　　③　85:05

□時□分　　□時□分　　□時□分

〇 月
〇 日

20ページの解答 〈43日目〉①主②事③人　〈44日目〉①のこりものにはふくがある②いしゃのふようじょう③いちなんさってまたいちなん④うたはよにつれよはうたにつれ　〈45日目〉後藤新平

52 日目

□に漢字を入れて四字熟語を完成させてください。

✏️

□月

□日

① □国□緒 …（外国風の雰囲気）

② 外柔□□ …（外見は穏やかだが、実は芯が強いこと）

③ 強□手□ …（無理を承知で行うやり方のこと）

④ 社□□念 …（世の中の人々の一般的な見解）

⑤ □□多売 …（利益を少なくして数多く売ろうとする商法）

53 日目

お金がいくらあるか計算しましょう。

✏️

□月

□日

①

□ 円

②

□ 円

54 日目

地理に関する次の問いにお答えください。

✏️

□月

□日

日本でいちばん広い湖は琵琶湖である。では2番目に広い湖はどこ？（ヒント：茨城県にある）

□

55 日目

次の計算をしましょう。計算機は使わず、筆算か暗算でお答えください。

① $126 + \boxed{} = 198$

② $221 + \boxed{} = 310$

③ $335 - \boxed{} = 276$

④ $188 - \boxed{} = 83$

月

日

56 日目

$\boxed{}$にひらがなを入れてことわざ・名言を完成させてください。

① 悪事 $\boxed{}\boxed{}\boxed{}$ を行く

② 一を聞いて $\boxed{}\boxed{}\boxed{}$ を知る

③ $\boxed{}\boxed{}\boxed{}$ 良ければすべて良し

④ 君子 $\boxed{}\boxed{}\boxed{}\boxed{}$ に近寄らず

⑤ 天高く $\boxed{}\boxed{}$ 肥ゆる秋

⑥ $\boxed{}\boxed{}\boxed{}\boxed{}$ 百遍義自ずから見る

月

日

57 日目

理科に関する次の問いにお答えください。

物体にほかから力がはたらかない、またははたらく力がつり合っている場合、静止している物体はそのまま静止し続ける。運動している物体は、そのまま同じ速度で直線運動をし続ける（等速直線運動）。この法則の名称は？

月

日

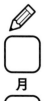

22 ページの解答

〈49日目〉4 〈50日目〉①曙②快哉③粗茶④思慮⑤感嘆
〈51日目〉①12時52分②22時25分③20時26分

58日目

次の計算を暗算で行い、答えは算用数字で書いてください。

①八十八足す三十三足す五十五　= ☐

②十六足す六十七足す二十四　= ☐

③四十五足す十八足す五十六　= ☐

④七十足す八十三足す十一　= ☐

月　日

59日目

昭和に流行した音楽・映画・ドラマ・モノなどについてお答えください。

昭和28（1953）年

アラン・ラッド主演の西部劇映画。流れ者の男が開拓者家族の住まいにしばらく滞在し、地権を主張する牧畜業者との対立に加勢する。最後は牧畜業者が雇った殺し屋との撃ち合いに発展してしまう。

☐

月　日

60日目

次のひらがなを見ておぼえてください。15秒たったら問題をかくして、紙に書いてください。

（位置もしっかりおぼえましょう）

月　日

①

わか	くろ	はね
ひる	こま	ほん

②

うら	そと	みみ
さち	やま	はる

61日目 たし算で計算しましょう。（計算方法は5ページ参照）

① ②　　　　　　　　③

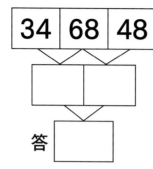

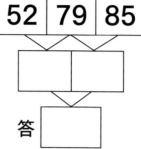

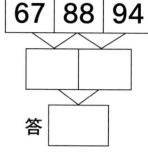

| 34 | 68 | 48 |

答 ☐

| 52 | 79 | 85 |

答 ☐

| 67 | 88 | 94 |

答 ☐

〇 月
〇 日

62日目 次の漢字の読み方を書いてください。

①日和見　［　　　］　⑤蝙蝠　　［　　　］

②輪廻　　［　　　］　⑥甲羅　　［　　　］

③蟻塚　　［　　　］　⑦艱難　　［　　　］

④矛先　　［　　　］　⑧堪忍　　［　　　］

〇 月

〇 日

63日目 次の計算をしましょう。計算機は使わず、筆算か暗算でお答えください。

①$57 + \boxed{} = 341$

②$470 + \boxed{} = 588$

③$732 - \boxed{} = 278$

④$512 - \boxed{} = 204$

〇 月
〇 日

24ページの解答　〈55日目〉①72②89③59④105　〈56日目〉①せんり②じゅう③おわり④あやうき⑤うま⑥どくしょ　〈57日目〉慣性の法則

64 日目

タテの列、ヨコの列、太線で囲まれたブロックに、それぞれ1〜4の数字が一つずつ入ります。（ア）〜（ウ）のマスに入った数字をお答えください。（解き方は5ページ参照）

○ 月
○ 日

4	（ア）		1
		2	
（イ）	4		
2		（ウ）	3

65 日目

下線を引いたひらがな部分を漢字に直してください。

○ 月
○ 日

①あまねく天下に知れ渡る。　　　[　　　　　]

②彼はかいだんじである。　　　　[　　　　　]

③その手は桑名の焼きはまぐり。　[　　　　　]

④いろめがねで見る。　　　　　　[　　　　　]

⑤いろんを唱える。　　　　　　　[　　　　　]

66 日目

次の経歴・事績にあてはまる歴史上の人物の名前をお答えください。

○ 月
○ 日

江戸時代後期、幕府直轄の教育機関「昌平坂学問所」の儒官（総長）を務めた。佐久間象山や横井小楠ら約3000人の門人を育て、その影響は幕末の志士らに及んだ。『言志四録』の著者としても知られる。

[　　　　　　　　　]

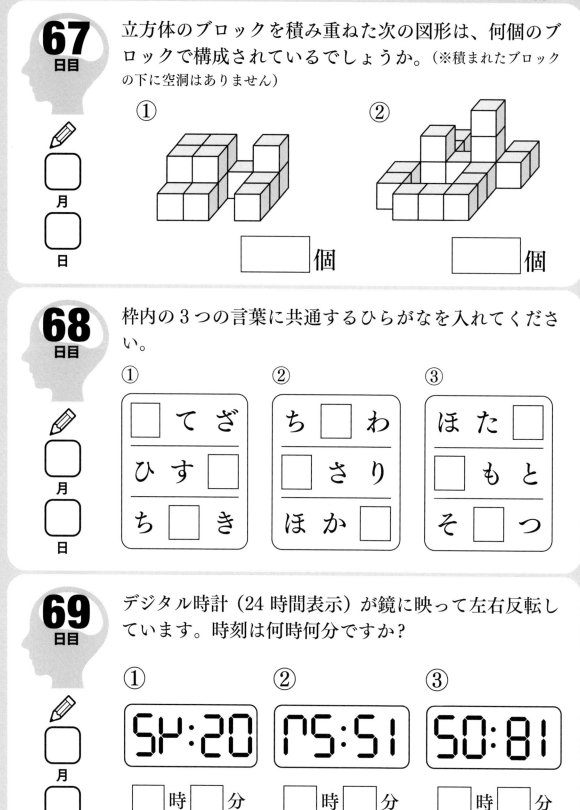

67
日目

立方体のブロックを積み重ねた次の図形は、何個のブロックで構成されているでしょうか。（※積まれたブロックの下に空洞はありません）

① ②

月

日

□個　　　□個

68
日目

枠内の３つの言葉に共通するひらがなを入れてください。

① ② ③

月

日

69
日目

デジタル時計（24時間表示）が鏡に映って左右反転しています。時刻は何時何分ですか？

① ② ③

月

日

□時□分　□時□分　□時□分

70日目

次の計算をしましょう。計算機は使わず、筆算か暗算でお答えください。

① $398 + \boxed{} = 886$

② $959 + \boxed{} = 1887$

③ $633 - \boxed{} = 477$

④ $825 - \boxed{} = 579$

月

日

71日目

次の和歌を詠んだ歌人の名前を、A〜Cから選んでください。

①夜をこめて鳥の空音ははかるとも世に逢坂の關はゆるさじ （　　　　）

②あらざらむ此世の外の思ひ出に今ひとたびの逢ふ事もがな （　　　　）

③巡りあひて見しや夫ともわかぬまに雲がくれにし夜半の月かな（　　　　）

A	和泉式部
B	紫式部
C	清少納言

月

日

72日目

下線を引いたひらがな部分を漢字に直してください。

①あかぬけた紳士。　　　　　　　　　［　　　　　　］

②努力したかいがあった。　　　　　　［　　　　　　］

③無病そくさいで過ごしたいものだ。　［　　　　　　］

④貯金をゆうこうに用いる。　　　　　［　　　　　　］

⑤へんけんをもつべきではない。　　　［　　　　　　］

月

日

73
日目

次の計算をしましょう。

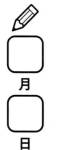
〇 月
〇 日

①
$$7364 + 8258$$

②
$$9798 - 3376$$

③
$$19 \times 73$$

74
日目

昭和に流行した音楽・映画・ドラマ・モノなどについてお答えください。

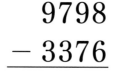

昭和29（1954）年

春日八郎が歌って大ヒットした歌謡曲。「粋な黒塀 見越しの松に 仇な姿の洗い髪〜」という歌詞で始まる。作詞は山崎正、作曲は渡久地政信が担当。後に青江三奈や都はるみらがカバーしている。

〇 月
〇 日

75
日目

下線を引いたひらがな部分に当てはまる同音異義語を、下の言葉から選んでください。ただし不要なものが一つ含まれています。

〇 月
〇 日

①事業を興して成功をおさめる。　　（　　　）

②ダンス教室の受講料をおさめる。　（　　　）

③大学院に進んで学問をおさめる。　（　　　）

納 ・ 修 ・ 治 ・ 収

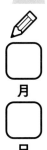

76
日目

6種類のイラストが不規則に並んでいます。いちばん多いものはどれでしょうか？（ここにあるカード：スペードの8、9、10とクローバーの8、9、10）

✎

◯ 月

◯ 日

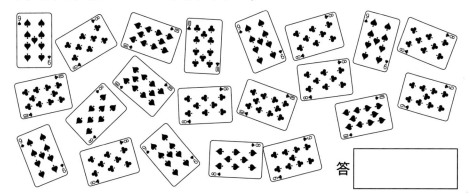

答

77
日目

次の漢字の読み方を書いてください。

✎

◯ 月

◯ 日

①総花　　[　　　　] ⑤鉄面皮　[　　　　]

②齟齬　　[　　　　] ⑥長押　　[　　　　]

③面魂　　[　　　　] ⑦膝栗毛　[　　　　]

④鼎談　　[　　　　] ⑧昼行燈　[　　　　]

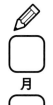

78
日目

次の計算をしましょう。計算機は使わず、筆算か暗算でお答えください。

✎

◯ 月

◯ 日

① 25 × □ = 475

② 34 × □ = 544

③ 525 ÷ □ = 35

④ 812 ÷ □ = 29

〈70日目〉①488②928③156④246 〈71日目〉①C②A③B
〈72日目〉①垢抜②甲斐③息災④有効⑤偏見

79 日目

次のサイコロの<u>見えていない３面</u>の数字をたしてください。

① ＋ ＝ [　　　]

② ＋ ＝ [　　　]

③ ＋ ＝ [　　　]

80 日目

下線を引いたひらがな部分を漢字に直してください。

①時代の変化に<u>あらが</u>う。　　　　　[　　　　　　]

②敵の<u>がじょう</u>を崩す。　　　　　　[　　　　　　]

③<u>たいこばん</u>を押す。　　　　　　　[　　　　　　]

④空気が<u>かんそう</u>している。　　　　[　　　　　　]

⑤高い<u>けんしき</u>をもつ人物。　　　　[　　　　　　]

81 日目

枠内の３つの言葉に共通するひらがなを入れてください。

①

お	□	か
□	さ	け
さ	□	ぎ

②

せ	□	ふ
て	す	□
う	□	こ

③

へ	□	ま
□	そ	う
の	う	□

〈73日目〉①15622②6422③1387　〈74日目〉「お富さん」
〈75日目〉①収②納③修

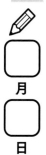

82日目

周囲の漢字と組み合わせて二字熟語になる共通の漢字を中央に入れてください。（黒地に白文字は答えの文字の前に、白地に黒文字は答えの文字の後ろに入ります）

月
日

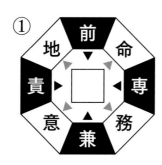

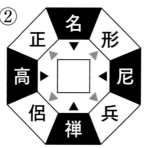

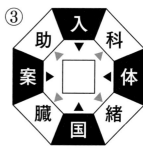

83日目

次の計算を暗算で行い、答えは算用数字で書いてください。

①じゅうしちたすはちたすごじゅうきゅう　＝ ☐

②しちじゅうしちたすさんたすにじゅうさん　＝ ☐

③きゅうじゅうよんひくさんじゅうさんひくろく　＝ ☐

④ひゃくはちひくごじゅうさんひくじゅういち　＝ ☐

月
日

84日目

次の経歴・事績にあてはまる歴史上の人物の名前をお答えください。

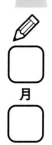

江戸時代中期の国学者。当時解読できなくなっていた『古事記』を読み解くことに成功し、35年かけて『古事記伝』という注釈書を執筆。日本的な情緒・感動を「もののあわれ」という言葉で表現した。

月
日

☐

〈76日目〉クローバーの8 〈77日目〉①そうばな②そご③つらだましい④ていだん⑤てつめんぴ⑥なげし⑦ひざくりげ⑧ひるあんどん 〈78日目〉①19②16③15④28

85 日目

次の計算をしましょう。計算機は使わず、筆算か暗算でお答えください。

① $46 \times \boxed{} = 1058$

② $51 \times \boxed{} = 867$

③ $221 \div \boxed{} = 17$

④ $598 \div \boxed{} = 23$

月

日

86 日目

□に漢字を入れて四字熟語を完成させてください。

① 一□帯□ … (狭い川・海を隔てて近接していること)

② 過大□□ … (実際の値打ちよりも高く見積もること)

③ □□反応 … (移植された臓器を排除しようとする体の反応)

④ 社交□□ … (相手を喜ばせる巧みな言葉遣い)

⑤ 風光□□ … (自然の景色が美しく清らかであること)

月

日

87 日目

次のひらがなを見ておぼえてください。15秒たったら問題をかくして、紙に書いてください。
（位置もしっかりおぼえましょう）

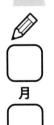

①

のう	あし	ふで
ひと	もち	はぜ

②

はは	だい	あき
たま	まご	うき

月

日

32 ページの解答 〈79日目〉①15②29③21 〈80日目〉①抗②牙城③太鼓判④乾燥⑤見識
〈81日目〉①な②り③ち

88 日目

それぞれ何時何分かお答えください。

①

②

③

〈問題〉この時刻の95分後は？　この時刻の66分後は？　この時刻の82分前は？

□時□分　□時□分　□時□分

月
日

89 日目

次の漢字の読み方を書いてください。

①不肖　[　　　]　⑤料簡　[　　　]

②扶桑　[　　　]　⑥玉響　[　　　]

③夜半　[　　　]　⑦鱈腹　[　　　]

④坩堝　[　　　]　⑧鬼才　[　　　]

月
日

90 日目

地理に関する次の問いにお答えください。

富士山の周囲には、「富士五湖」と呼ばれる5つの湖がある。
山中湖、西湖、精進湖、本栖湖と、あと1つはどこ？

月
日

91 日目

次の計算をしましょう。計算機は使わず、筆算か暗算でお答えください。

① $59 \times \boxed{} = 2242$

② $65 \times \boxed{} = 1430$

③ $1032 \div \boxed{} = 43$

④ $3640 \div \boxed{} = 56$

月 日

92 日目

枠内の３つの言葉に共通するひらがなを入れてください。

①
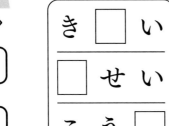

き □ い
□ せ い
こ う □

②

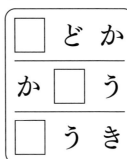

□ ど か
か □ う
□ う き

③

□ げ い
□ か ん
よ □ う

月 日

93 日目

昭和に流行した音楽・映画・ドラマ・モノなどについてお答えください。

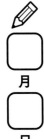

昭和30（1955）年

トヨタが発売した高級乗用車。それまで日本の自動車は海外のメーカーと提携して開発されていたが、日本初の純国産設計で開発された。これを所有して乗ることが当時はステータスシンボルであった。

月 日

34 ページの解答
〈85日目〉①23②17③13④26　〈86日目〉①衣・水②評価③拒絶④辞令⑤明媚

94日目

サイコロの底の数字を下の空欄に書き、その数字で計算してください。（サイコロは向かい合う面の数字をたすと7になります）

○ 月
○ 日

底の目		底の目		底の目		底の目		答え
	×		×		+		=	

95日目

下線を引いたひらがな部分を漢字に直してください。

①怒り<u>しんとう</u>に発する。　　　　　[　　　　　]

②<u>かすみ</u>を食べて暮らす。　　　　　[　　　　　]

③<u>たたみ</u>の上の水練。　　　　　　　[　　　　　]

④<u>けいび</u>な損害で済んだ。　　　　　[　　　　　]

⑤<u>えんじゅく</u>の域に達する。　　　　[　　　　　]

○ 月
○ 日

96日目

次のひらがなを見ておぼえてください。15秒たったら問題をかくして、紙に書いてください。
（位置もしっかりおぼえましょう）

○ 月
○ 日

①

さお	ぼう	おさ
ふね	ふな	ふみ

②

はな	おき	はき
まき	わき	ほね

〈88日目〉①1時37分②3時13分③7時23分　〈89日目〉①ふしょう②ふそう③よわ（やはん）④るつぼ⑤りょうけん⑥たまゆら⑦たらふく⑧きさい　〈90日目〉河口湖

この ページの解答は **40** ページ

97 日目

ひき算で計算しましょう。（計算方法は 5 ページ参照）

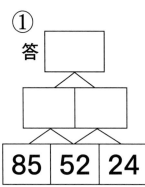

① 答

| 85 | 52 | 24 |

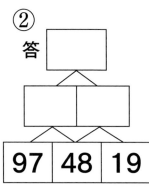

② 答

| 97 | 48 | 19 |

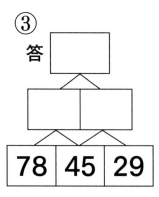

③ 答

| 78 | 45 | 29 |

月 ○ 日 ○

---

98 日目

次の計算をしましょう。計算機は使わず、筆算か暗算でお答えください。

① $102 \times \boxed{} = 1836$

② $25 \times \boxed{} = 2375$

③ $3071 \div \boxed{} = 83$

④ $1632 \div \boxed{} = 68$

月 ○ 日 ○

---

99 日目

理科に関する次の問いにお答えください。

1 気圧のとき、水の温度が 100 度まで上昇すると、液体から気体に変化する。この温度の呼び方は？

月 ○ 日 ○

---

36 ページの解答 〈91日目〉①38②22③24④65 〈92日目〉①か②の③ほ
〈93日目〉（トヨペット）クラウン

100
日目

お金がいくらあるか計算しましょう。

①

②

☐円

☐円

✎
☐ 月
☐ 日

101
日目

☐ にひらがなを入れてことわざ・名言を完成させてください。

① 悪法もまた ☐☐ なり

② 犬は三日飼えば ☐☐☐☐ 恩を忘れぬ

③ ☐☐ より始めよ

④ 巧言 ☐☐☐☐☐ 鮮し仁

⑤ 所変われば ☐☐ 変わる

⑥ ない ☐☐ は振れぬ

✎
☐ 月
☐ 日

102
日目

次の経歴・事績にあてはまる歴史上の人物の名前をお答えください。

豊前国中津藩（現在の大分県）の下級武士ながら、緒方洪庵の適塾の塾頭となって頭角を現し、幕府の命で欧米を視察。明治に入って慶應義塾を創設した。大ベストセラー『学問のすすめ』の著者。

☐

✎
☐ 月
☐ 日

このページの解答は**42**ページ

103日目

折り紙を４つ折りにして一部を切り取りました。開いたとき、どんな形になっているでしょうか。①～③の中から選んでください。

〈例〉4つ折りにして一部を切り取り、開くとこのようになります。

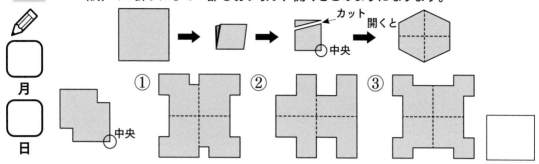

月

日

104日目

☐に共通する部首は何ですか？

① 寸・寿・定

② ☐凡・☐長・☐晃

③ 料☐・余☐・甚☐

月

日

105日目

次の計算をしましょう。計算機は使わず、筆算か暗算でお答えください。

① $113 \times \boxed{} = 2825$

② $48 \times \boxed{} = 2160$

③ $1911 \div \boxed{} = 49$

④ $2912 \div \boxed{} = 56$

月

日

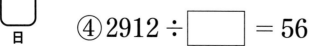

38ページの解答 〈97日目〉①5②20③17 〈98日目〉①18②95③37④24 〈99日目〉沸点

106日目

タテの列、ヨコの列、太線で囲まれたブロックに、それぞれ1～4の数字が一つずつ入ります。（ア）～（ウ）のマスに入った数字をお答えください。（解き方は5ページ参照）

1			3
		1	
(ア)	1	(イ)	4
2			(ウ)

月　日

107日目

次の漢字の読み方を書いてください。

①綺羅星　[　　　]　⑤三羽烏　[　　　]

②雲霞　　[　　　]　⑥私淑　　[　　　]

③弥栄　　[　　　]　⑦禅譲　　[　　　]

④徒桜　　[　　　]　⑧煎餅　　[　　　]

月　日

108日目

次の計算を暗算で行い、答えは算用数字で書いてください。

①ロクジュウサンタスハチジュウヨンタスハチ　＝ [　　　]

②ニヒャクニジュウイチタスキュウジュウイチ　＝ [　　　]

③ヒャクサンジュウゴヒクヨンジュウヨンヒクサン　＝ [　　　]

④ヒャクハチジュウキュウヒクキュウジュウシチ　＝ [　　　]

月　日

109
日目

次の計算をしましょう。

①

$$23612 + 42335$$

②

$$34729 - 18563$$

③

$$58 \times 85$$

110
日目

下線を引いたひらがな部分を漢字に直してください。

①<u>いかん</u>の意を表する。　　　[　　　　　]

②<u>かちょう</u>風月。　　　　　　[　　　　　]

③孫に<u>おだちん</u>をあげた。　　[　　　　　]

④<u>ぎんぱつ</u>の紳士。　　　　　[　　　　　]

⑤知徳<u>けんび</u>の好人物。　　　[　　　　　]

111
日目

昭和に流行した音楽・映画・ドラマ・モノなどについてお答えください。

昭和31（1956）年

映画『知りすぎていた男』の中で主演のドリス・デイが歌い、日本ではペギー葉山と雪村いづみがカバーしたヒット曲。ペギー葉山はこの曲で「第7回NHK紅白歌合戦」に出場している。

[　　　　　　　　　　]

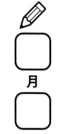

〈103日目〉③〈104日目〉①うかんむり②はばへん③とます
〈105日目〉①25②45③39④52

112
日目

次の計算をしましょう。計算機は使わず、筆算か暗算でお答えください。

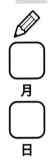

① 82 ＋ 67 ＋ 59 ＝ ☐

② 36 ＋ 52 ＋ 78 ＝ ☐

月

③ 120 － 26 － 38 ＝ ☐

④ 143 － 47 － 53 ＝ ☐

日

113
日目

それぞれ何匹(何羽・何頭)いますか? (ここにいる動物:ウサギ、イノシシ、イヌ、タヌキ、ニワトリ、ネズミ)

①ネズミ⇒ ☐ 匹　②ニワトリ→ ☐ 羽　③イノシシ⇒ ☐ 頭

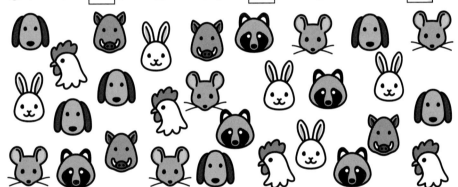

月

日

114
日目

次の漢字を見ておぼえてください。10秒たったら問題をかくして、紙に書いてください。

(位置もしっかりおぼえましょう)

月

①

単	木
本	天

②

千	返
元	面

日

このページの解答は**46**ページ

115
日目

周囲の漢字と組み合わせて二字熟語になる共通の漢字を中央に入れてください。（黒地に白文字は答えの文字の前に、白地に黒文字は答えの文字の後ろに入ります）

月

日

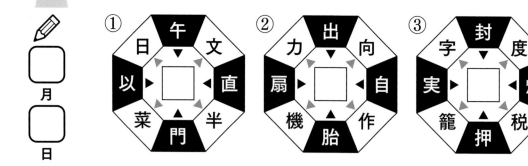

① 午 文 日 □ 直 以 菜 半 門

② 出 向 力 □ 自 扇 機 作 胎

③ 封 度 字 □ 烙 実 籠 税 押

116
日目

次の上の句に続く下の句を、A〜Cから選んでください。

①人はいさ心もしらずふるさとは　　　（　　　）

②もろともにあはれと思へ山櫻　　　　（　　　）

③久方の光のどけき春の日に　　　　　（　　　）

月

日

> A　花ぞ昔の香に匂ひける
> B　しづ心なく花の散るらむ
> C　花より外にしる人もなし

117
日目

下線を引いたひらがな部分にあてはまる同音異義語を、下の言葉から選んでください。ただし不要なものが一つ含まれています。

①自動車で隣の県まで<u>いどう</u>する。　　　（　　　）

②人事部から経理部に<u>いどう</u>する。　　　（　　　）

③二つの論文の内容について、<u>いどう</u>を調べる。（　　　）

月

日

> 異動　・　医道　・　異同　・　移動

42ページの解答
〈109日目〉①65947②16166③4930
〈110日目〉①遺憾②花鳥③駄賃④銀髪⑤兼備　〈111日目〉「ケ・セラ・セラ」

118 日目

それぞれ何時何分かお答えください。

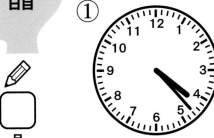 ① 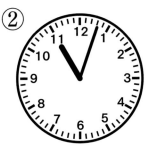 ② 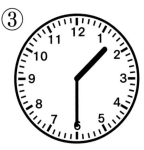 ③

〈問題〉この時刻の42分前は？　この時刻の78分前は？　この時刻の140分前は？

月

日

☐ 時 ☐ 分　　☐ 時 ☐ 分　　☐ 時 ☐ 分

119 日目

次の計算をしましょう。計算機は使わず、筆算か暗算
でお答えください。

① 28 + 45 + 68 = ☐

② 37 + 55 + 19 = ☐

③ 252 − 84 − 63 = ☐

④ 195 − 58 − 82 = ☐

月

日

120 日目

次の経歴・事績にあてはまる歴史上の人物の名前をお
答えください。

幕末から明治にかけて活躍した武士であり政治家。咸臨丸艦
長として日本人初の太平洋横断を成し遂げ、神戸海軍操練所
を設立。その後、西郷隆盛との会談を通して江戸城無血開城
を果たした。

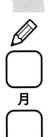

月

日

☐

43ページの解答 〈112日目〉①208②166③56④43　〈113日目〉①5匹②4羽③4頭

121 日目

時間のたし算です。合計した時間を「○時間○分」の形でお答えください。

①8時間26分 ＋ 3時間45分 ＝ [　　　　　]

②6時間52分 ＋ 5時間38分 ＝ [　　　　　]

③9時間19分 ＋ 7時間48分 ＝ [　　　　　]

④12時間32分 ＋ 8時間56分 ＝ [　　　　　]

月

日

122 日目

次の漢字の読み方を書いてください。

①鮟鱇　[　　　　]　⑤沢庵　[　　　　]

②貝殻　[　　　　]　⑥難癖　[　　　　]

③未曾有　[　　　　]　⑦藁　[　　　　]

④箍　[　　　　]　⑧扁額　[　　　　]

月

日

123 日目

文字を並べ替えて正しい言葉を完成させてください。

①「かいこにこばとうばとり」　（　　　　　　　　　）
ヒント：いい返す

②「でびいをたるつえ」　（　　　　　　　　　）
ヒント：安上がり

③「ぬませたいおのにんにく」　（　　　　　　　　　）
ヒント：今のうちに

④「わるもおれのつぼをもらはむか」（　　　　　　　　　）
ヒント：すがりつく

月

日

44ページの解答　〈115日目〉①前②動③印　〈116日目〉①A②C③B
〈117日目〉①移動②異動③異同

124日目

お金がいくらあるか計算しましょう。

①

②

月

日

① ☐ 円

② ☐ 円

125日目

下線を引いたひらがな部分を漢字に直してください。

月

日

①<u>いざかや</u>でビールを注文した。 [　　　　　]

②<u>かんがん</u>の至りである。 [　　　　　]

③問題を<u>たな</u>上げする。 [　　　　　]

④長年の願いが<u>じょうじゅ</u>した。 [　　　　　]

⑤天気予報が<u>てきちゅう</u>した。 [　　　　　]

126日目

次の計算をしましょう。計算機は使わず、筆算か暗算でお答えください。

月

日

① $75 + 83 + 44$ = ☐

② $38 + 79 + 97$ = ☐

③ $360 - 112 - 141$ = ☐

④ $288 - 93 - 154$ = ☐

---

127 日目

□に漢字を入れて四字熟語を完成させてください。

① 一□決□ …（たいへんな覚悟を決めること）

② 冠□葬□ …（慶弔の儀式の総称）

③ 挙□不□ …（身振りや行動が不自然で怪しい様子）

④ 終□一□ …（初めから終わりまで態度や考えを変えないこと）

⑤ 不□□力 …（いくら注意しても人の力で防ぐことができないこと）

月

日

128 日目

昭和に流行した音楽・映画・ドラマ・モノなどについてお答えください。

昭和32（1957）年

フランク永井の大ヒット歌謡曲。もともとは、大阪市の百貨店である「そごう」が東京に進出した際のキャンペーンの一環としてつくられた。作詞は佐伯孝夫、作曲は吉田正が担当した。

月

日

129 日目

次の計算を暗算で行い、答えは算用数字で書いてください。

①五十六足す五十一足す七十八 ＝

②百二十三足す二十八足す六十五 ＝

③三百五十三引く百二十一引く三十三 ＝

④五百十八引く二百八十引く九十五 ＝

〈121日目〉①12時間11分②12時間30分③17時間7分④21時間28分 〈122日目〉①あんこう②かいがら③みぞう④たが⑤たくあん⑥なんくせ⑦わら⑧へんがく 〈123日目〉①うりことばにかいことば②えびでたいをつる③おにのいぬまにせんたく④おぼれるものはわらをもつかむ

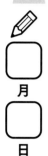

130日目

次の漢字を見ておぼえてください。10秒たったら問題をかくして、紙に書いてください。
（位置もしっかりおぼえましょう）

月

日

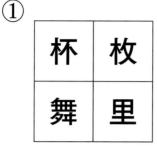

①

| 杯 | 枚 |
| 舞 | 里 |

②

| 浜 | 波 |
| 塩 | 砂 |

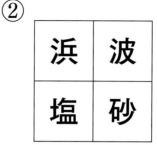

131日目

□にひらがなを入れてことわざ・名言を完成させてください。

①朝に道を聞かば□□□に死すとも可なり

②嘘から出た□□□

③火事と□□□は江戸の花

④虎穴に入らずんば□□を得ず

⑤名は□□を表す

⑥□□□より慣れよ

月

日

132日目

地理に関する次の問いにお答えください。

日本の最北端は択捉島、最東端は南鳥島、最南端は沖ノ鳥島である。では最西端は？

月

日

133 日目

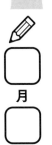

次の計算をしましょう。計算機は使わず、筆算か暗算でお答えください。

① 98 ＋ 95 ＋ 68 ＝

② 77 ＋ 88 ＋ 59 ＝

③ 551 － 135 － 220 ＝

④ 493 － 218 － 101 ＝

月

日

134 日目

タテの列、ヨコの列、太線で囲まれたブロックに、それぞれ1〜4の数字が一つずつ入ります。（ア）〜（ウ）のマスに入った数字をお答えください。（解き方は5ページ参照）

1		（ア）	2
	4	3	
（イ）	1		
		（ウ）	3

月

日

135 日目

理科に関する次の問いにお答えください。

西暦2024年1月、日本が打ち上げた実証機「スリム」が月面着陸に成功した。地球から月までの距離は、約何万キロメートル？

月

日

48ページの解答 〈127日目〉①大・心②婚・祭③動・審④始・貫⑤可抗
〈128日目〉「有楽町で逢いましょう」〈129日目〉① 185 ② 216 ③ 199 ④ 143

136日目

ひき算で計算しましょう。（計算方法は5ページ参照）

①
135	59	22

答 □

②
217	89	36

答 □

③
366	183	116

答 □

月 □
日 □

137日目

次の漢字の読み方を書いてください。

①藻屑　［　　　］　⑤浄瑠璃　［　　　］

②鞘　　［　　　］　⑥折衷　　［　　　］

③夜叉　［　　　］　⑦如才　　［　　　］

④雉　　［　　　］　⑧鰭　　　［　　　］

月 □
日 □

138日目

次の経歴・事績にあてはまる歴史上の人物の名前をお答えください。

日本の女子教育の先駆者。満6歳でアメリカに留学し、17歳で帰国したのち、華族女学校で英語教師となる。再度留学したあと女子英学塾（現・津田塾大学）を創設し、女子教育に力を尽くした。

□

月 □
日 □

139 日目

下線を引いたひらがな部分を漢字に直してください。

月

日

①夕べは<u>いっすい</u>もできなかった。 [   ]

②窮鼠ねこを噛む。 [   ]

③フランス料理を<u>たんのう</u>した。 [   ]

④全国<u>せいは</u>を成し遂げた。 [   ]

⑤<u>けいしゃ</u>が急な山道。 [   ]

140 日目

次の計算をしましょう。計算機は使わず、筆算か暗算でお答えください。

①$65 + 83 + 86$ = [   ]

②$103 + 48 + 96$ = [   ]

③$735 - 337 - 280$ = [   ]

④$821 - 475 - 239$ = [   ]

141 日目

中華料理店で5人で食事をしました。合計金額はいくらになりますか？（消費税等は考慮しません）

〈メニュー〉

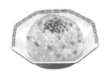

チャーハン	小籠包	麻婆豆腐	シューマイ
650円	800円	750円	550円

〈食べたもの〉

・チャーハン4人前　・麻婆豆腐2人前

・小籠包3人前　・シューマイ3人前

[   ] 円

〈133日目〉①261②224③196④174 〈134日目〉（ア）4（イ）3（ウ）1
〈135日目〉約38万キロメートル（384,400km）

142
日目

次の書き出しで始まる日本の古典文学のタイトルをお答えください。

「いづれのおほん時にか、女御更衣あまた侍ひ給ひけるなかに、いとやむごとなきぎはにはあらぬが、すぐれて時めき給ふ、ありけり。」

月

日

143
日目

矢印にそってサイコロを転がしたとき、最後のマスで上になる数字をお答えください。（サイコロは向かい合う面の数字をたすと7になります）

月

日

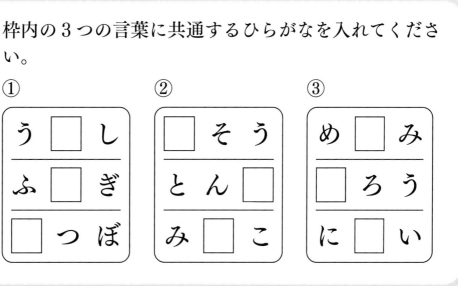

答

144
日目

枠内の3つの言葉に共通するひらがなを入れてください。

月

日

①

う	☐	し
ふ	☐	ぎ
☐	つ	ぼ

②

☐	そ	う
と	ん	☐
み	☐	こ

③

め	☐	み
☐	ろ	う
に	☐	い

〈136日目〉①39②75③116 〈137日目〉①もくず②さや③やしゃ④きじ⑤じょうるり⑥せっちゅう⑦じょさい⑧ひれ 〈138日目〉津田梅子

53

145 日目

次の計算をしましょう。

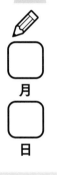

月

日

①
$$57638 + 39838$$

②
$$99015 - 63890$$

③
$$78 \times 69$$

146 日目

昭和に流行した音楽・映画・ドラマ・モノなどについてお答えください。

月

日

昭和33（1958）年

この年の8月、世界初のインスタントラーメン「チキンラーメン」が発売。戦後の闇市でラーメンの屋台に長い行列ができていたのを見て、手軽に食べられるラーメンづくりに取り組んだ開発者の名前は？

147 日目

次の計算をしましょう。計算機は使わず、筆算か暗算でお答えください。

月

日

① $12 \times 3 + 54 =$

② $16 \times 5 + 82 =$

③ $30 + 7 \times 8 =$

④ $22 + 5 \times 14 =$

52ページの解答 〈139日目〉①一睡②猫③堪能④制覇⑤傾斜
〈140日目〉①234②247③118④107 〈141日目〉8150円

148
日目

それぞれいくつありますか？（ここにあるお花：アジサイ、バラ、チューリップ、ヒマワリ、アサガオ、コスモス）

①コスモス⇒ □ 個　②ヒマワリ⇒ □ 個　③バラ⇒ □ 個

（ヒマワリ）　　　　　　　　　　（コスモス）　　　　　　（チューリップ）
（バラ）
（アサガオ）
（アジサイ）

月
日

149
日目

下線を引いたひらがな部分にあてはまる同音異義語を、下の言葉から選んでください。ただし不要なものが一つ含まれています。

①彼は口が<u>かた</u>い人間だ。　　　　　　　　　（　　　）

②緊張していて表情が<u>かた</u>い。　　　　　　　（　　　）

③彼はどうにも頭が<u>かた</u>い。　　　　　　　　（　　　）

硬 ・ 難 ・ 固 ・ 堅

月
日

150
日目

次の漢字を見ておぼえてください。10秒たったら問題をかくして、紙に書いてください。
（位置もしっかりおぼえましょう）

①

論	問
団	電

②

脳	若
鍛	励

月
日

151 日目

次の漢字の読み方を書いてください。

✏️

① 阿闍梨　[　　　]　⑤ 流転　　[　　　]

② 袈裟　　[　　　]　⑥ 山椒　　[　　　]

○ 月

③ 楼閣　　[　　　]　⑦ 文殊　　[　　　]

○ 日

④ 辣韭　　[　　　]　⑧ 鼠　　　[　　　]

152 日目

次のサイコロの見えている<u>3面</u>の数字をたしてください。

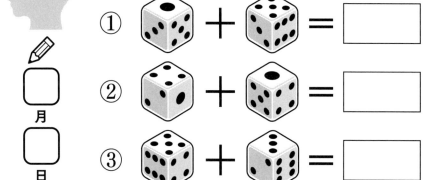

① + = ▢

② + = ▢

③ + = ▢

153 日目

それぞれ何時何分かお答えください。

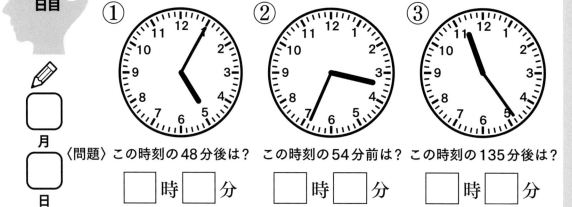

① ② ③

〈問題〉この時刻の48分後は？　この時刻の54分前は？　この時刻の135分後は？

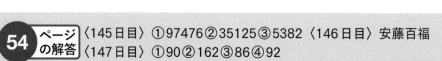

▢ 時 ▢ 分　　▢ 時 ▢ 分　　▢ 時 ▢ 分

54 ページの解答　〈145日目〉①97476②35125③5382　〈146日目〉安藤百福　〈147日目〉①90②162③86④92

154日目

次の計算をしましょう。計算機は使わず、筆算か暗算でお答えください。

① $21 \times 4 + 28 =$

② $33 \times 7 + 46 =$

③ $53 + 11 \times 6 =$

④ $62 + 14 \times 5 =$

月

日

155日目

下線を引いたひらがな部分を漢字に直してください。

①<u>いどばた</u>会議を開く。　　　　［　　　　］

②まさに愚の<u>こっちょう</u>である。　［　　　　］

③<u>ちくば</u>の友と再会した。　　　　［　　　　］

④本棚を<u>せいとん</u>する。　　　　　［　　　　］

⑤<u>ぜんごさく</u>を講じた。　　　　　［　　　　］

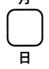

月

日

156日目

次の計算を暗算で行い、答えは算用数字で書いてください。

①はちかけるはちたすろくじゅうさん　＝

②きゅうかけるろくたすごじゅうご　　＝

③しちかけるろくたすごじゅうよん　　＝

④さんかけるきゅうたすさんじゅうはち＝

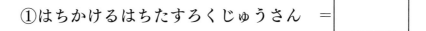

月

日

157日目

周囲の漢字と組み合わせて二字熟語になる共通の漢字を中央に入れてください。（黒地に白文字は答えの文字の前に、白地に黒文字は答えの文字の後ろに入ります）

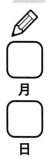

月

日

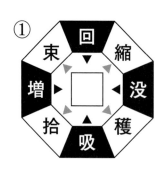
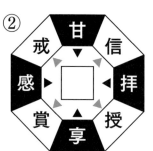
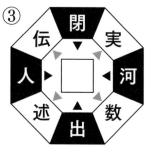

158日目

昭和に流行した音楽・映画・ドラマ・モノなどについてお答えください。

昭和34（1959）年

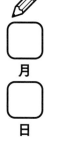

月

日

白いマフラーをなびかせてオートバイに乗り、悪人に立ち向かうヒーロー物の漫画作品。テレビドラマも大ヒットし、必殺技ミラクルボイスの「ウー、ヤー、ター！」というかけ声が流行語となった。

159日目

デジタル時計（24時間表示）が鏡に映って左右反転しています。時刻は何時何分ですか？

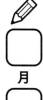

月

日

① □時 □分　② □時 □分　③ □時 □分

56ページの解答 〈151日目〉①あじゃり②けさ③ろうかく④らっきょう⑤るてん⑥さんしょう⑦もんじゅ⑧ねずみ 〈152日目〉①23②17③26 〈153日目〉①5時53分②2時40分③1時39分

160
日目

□に漢字を入れて四字熟語を完成させてください。

① 一□□尽 … （敵を一度に全員捕らえつくすこと）

② 完□燃□ … （全力を振り絞り、燃え尽きるまでやり遂げること）

③ □□洒脱 … （気が利いていて垢抜けしていること）

④ 情□酌□ … （裁判で、同情すべき点をくみとり、刑罰を軽くすること）

⑤ □□低頭 … （ひたすら頭を下げて謝ること）

月

日

161
日目

次の計算をしましょう。計算機は使わず、筆算か暗算でお答えください。

① $43 \times 5 + 64 =$ □

② $51 \times 8 + 73 =$ □

③ $85 + 8 \times 15 =$ □

④ $70 + 12 \times 7 =$ □

月

日

162
日目

次の経歴・事績にあてはまる歴史上の人物の名前をお答えください。

第二次世界大戦時にリトアニアの領事館に勤務した日本の外交官。ナチスから逃れてきたユダヤ人難民約6000人にビザを発行。人道的見地から多くの人の命を助けた判断と行動が後に称えられている。

□

月

日

〈154日目〉①112②277③119④132 〈155日目〉①井戸端②骨頂③竹馬④整頓 ⑤善後策 〈156日目〉①127②109③96④65

59

163日目

枠内の３つの言葉に共通するひらがなを入れてください。

✏️
月
日

①
□	う	ご
び	□	く
か	ん	□

②
□	い	う
け	□	い
も	う	□

③
□	ま	ち
け	□	き
こ	い	□

164日目

サイコロの<u>底の数字</u>を下の空欄に書き、その数字で計算してください。（サイコロは向かい合う面の数字をたすと7になります）

✏️
月
日

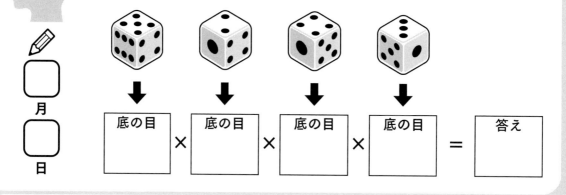

底の目 □ × 底の目 □ × 底の目 □ × 底の目 □ = 答え □

165日目

地理に関する次の問いにお答えください。

✏️
月
日

日本には「四大工業地帯」と呼ばれる巨大な工業地帯がある。京浜工業地帯、中京工業地帯、阪神工業地帯と、あと一カ所はどこ？

[　　　　　]

〈157日目〉①収②受③口 〈158日目〉『少年ジェット』
〈159日目〉①09時36分②21時50分③10時55分

166日目

次の漢字の読み方を書いてください。

①粗餐　　[　　　　]　⑤蓼　　　　[　　　　]

②舎利　　[　　　　]　⑥地団駄　[　　　　]

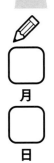

③撞着　　[　　　　]　⑦棘　　　　[　　　　]

④薬籠　　[　　　　]　⑧縞　　　　[　　　　]

月

日

167日目

次の漢字を見ておぼえてください。10秒たったら問題をかくして、紙に書いてください。
(位置もしっかりおばえましょう)

①

愛	西
吉	敬

②

指	国
峰	畝

月

日

168日目

次の計算をしましょう。計算機は使わず、筆算か暗算でお答えください。

①$27 \times 12 + 45 =$ [　　　]

②$35 \times 23 + 89 =$ [　　　]

③$57 + 19 \times 17 =$ [　　　]

月

④$66 + 24 \times 35 =$ [　　　]

日

〈160日目〉①網打②全・焼③軽妙④状・量⑤平身
〈161日目〉①279②481③205④154 〈162日目〉杉原千畝

169日目

かけ算で計算しましょう。（計算方法は5ページ参照）

① 答 □

7	8	10

② 答 □

9	5	12

③ 答 □

11	6	8

月 □
日 □

170日目

下線を引いたひらがな部分を漢字に直してください。

①いひょうをつく。　　　　　　　　[　　　　　　]

②彼にげたを預けた。　　　　　　　[　　　　　　]

③夕食はてんやものにしよう。　　　[　　　　　　]

④けんじつな生き方。　　　　　　　[　　　　　　]

⑤ぎゃくふうが吹いている。　　　　[　　　　　　]

月 □
日 □

171日目

理科に関する次の問いにお答えください。

太陽は約25日間かけて自転している。太陽が自転していることがわかるのは、太陽の何が動いているから？

月 □
日 □

[　　　　　　　　　]

172
日目

ⒶとⒷどちらのお金が多いでしょうか。

Ⓐ

Ⓑ

月

日

173
日目

□にひらがなを入れてことわざ・名言を完成させてください。

①来年のことを言えば□□が笑う

②□□の耳に念仏

③勝てば□□□□負ければ賊軍

④人間万事□□□□が馬

⑤□□□自身を知れ

⑥□□ある事は三度ある

月

日

174
日目

次の経歴・事績にあてはまる歴史上の人物の名前をお答えください。

江戸時代後期、日本列島の沿岸を歩いて測量し、初めて正確な日本地図をつくった人物。もとは商人で、米の取引などで成功して蓄財。天明の飢饉その他の災害時に私費を投じて人々を救ったこともある。

月

日

175
日目

次の計算をしましょう。計算機は使わず、筆算か暗算でお答えください。

① $52 \times 22 + 78 =$

② $62 \times 31 + 68 =$

③ $245 + 70 \times 24 =$

④ $357 + 54 \times 58 =$

月

日

176
日目

昭和に流行した音楽・映画・ドラマ・モノなどについてお答えください。

昭和35（1960）年

赤木圭一郎の主演映画。赤木演ずる船乗りの杉が親友の浜崎を訪ねると、アパートの管理人から自殺したと告げられ、事件に巻き込まれていく。赤木が歌った映画と同タイトルの主題歌もヒットした。

月

日

177
日目

折り紙を4つ折りにして一部を切り取りました。開いたとき、どんな形になっているでしょうか。①〜③の中から選んでください。

〈例〉4つ折りにして一部を切り取り、開くとこのようになります。

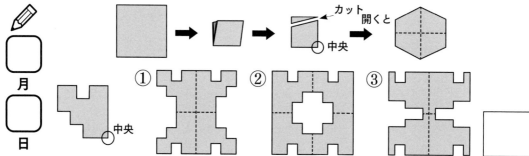

① ② ③

月

日

〈169日目〉①4480②2700③3168
〈170日目〉①意表②下駄③店屋物④堅実⑤逆風 〈171日目〉黒点

178 日目

タテの列、ヨコの列、太線で囲まれたブロックに、それぞれ1〜4の数字が一つずつ入ります。（ア）〜（ウ）のマスに入った数字をお答えください。（解き方は5ページ参照）

〇 月
〇 日

	2		1
4		（ア）	
1	（イ）	3	
（ウ）		1	

179 日目

次の計算を暗算で行い、答えは算用数字で書いてください。

〇 月
〇 日

①ハチカケルシチタスシチジュウハチ ＝ [　　　]

②ジュウニカケルサンタスサンジュウイチ ＝ [　　　]

③ジュウゴカケルヨンタスサンジュウハチ ＝ [　　　]

④ジュウヨンカケルニタスニジュウキュウ ＝ [　　　]

180 日目

次の漢字の読み方を書いてください。

〇 月
〇 日

①息災　[　　　]　⑤忍辱　[　　　]

②娑婆　[　　　]　⑥法螺　[　　　]

③瘡蓋　[　　　]　⑦億劫　[　　　]

④供物　[　　　]　⑧按摩　[　　　]

181日目

次の計算をしましょう。

①
$$
\begin{array}{r}
85937 \\
+\ 77338 \\
\hline
\end{array}
$$

②
$$
\begin{array}{r}
78194 \\
-\ 45638 \\
\hline
\end{array}
$$

③
$$
\begin{array}{r}
95 \\
\times\ 88 \\
\hline
\end{array}
$$

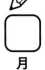
月

日

182日目

□に共通する部首は何ですか？

① □瓜・□良・□者

② □尤・□惡・□念

③ □勿・□夊・□時

月

日

183日目

次の計算をしましょう。計算機は使わず、筆算か暗算でお答えください。

① $(13 + 25) \times (41 + 18) =$

② $(73 + 11) \times (29 + 48) =$

③ $(54 - 16) \times (64 - 23) =$

④ $(49 - 21) \times (87 - 35) =$

月

日

64ページの解答 〈175日目〉①1222②1990③1925④3489
〈176日目〉『霧笛が俺を呼んでいる』〈177日目〉①

184
日目

それぞれ何枚ありますか？

①スペードの9 ⇒ □ 枚　②スペードの10⇒ □ 枚

③クローバーの9 ⇒ □ 枚

○月 ○日

185
日目

下線を引いたひらがな部分を漢字に直してください。

①<u>いふう</u>堂々としたたたずまい。　　[　　　　　]

②英知を<u>けっしゅう</u>する。　　　　　[　　　　　]

③先生の教えに<u>とくしん</u>した。　　　[　　　　　]

④<u>りはつ</u>そうな子ども。　　　　　　[　　　　　]

⑤船の模型が<u>はそん</u>した。　　　　　[　　　　　]

○月 ○日

186
日目

次の漢字を見ておぼえてください。10秒たったら問題
をかくして、紙に書いてください。

（位置もしっかりおぼえましょう）

○月 ○日

①

楽	学
歌	文

②

強	書
助	室

〈178日目〉（ア）2（イ）4（ウ）2　〈179日目〉①134②67③98④57　〈180日目〉①
そくさい②しゃば③かさぶた④くもつ⑤にんにく⑥ほら⑦おっくう⑧あんま

187
日目

周囲の漢字と組み合わせて二字熟語になる共通の漢字を中央に入れてください。（黒地に白文字は答えの文字の前に、白地に黒文字は答えの文字の後ろに入ります）

○月 ○日

①
太 式 考 今 最 都 懷 代

②
土 座 高 湾 舞 頭 灯 紙

③
天 令 任 名 使 運 宿 中

188
日目

次の書き出しで始まる日本の古典文学のタイトルをお答えください。

「ゆく河の流れは絶えずして、しかももとの水にあらず。よどみに浮ぶうたかたは、かつ消え、かつ結びて、久しくとどまりたるためしなし。」

○月 ○日

189
日目

下線を引いたひらがな部分にあてはまる同音異義語を、下の言葉から選んでください。ただし不要なものが一つ含まれています。

①進む方向を<u>さ</u>して道を教えた。　　　（　　　）

②素早い送球でランナーを<u>さ</u>してアウトを取った。（　　　）

③武士は刀を帯に<u>さ</u>して歩いていた。　　（　　　）

○月 ○日

| 刺 ・ 差 ・ 射 ・ 指 |

〈181日目〉①163275②32556③8360 〈182日目〉①けものへん②みみへん③うしへん 〈183日目〉①2242②6468③1558④1456

190日目

次の計算をしましょう。計算機は使わず、筆算か暗算でお答えください。

① $(19 + 39) \times (28 + 57) = \boxed{}$

② $(30 + 72) \times (13 + 18) = \boxed{}$

③ $(83 - 47) \times (57 - 28) = \boxed{}$

④ $(65 - 13) \times (73 - 21) = \boxed{}$

月 日

191日目

時計が鏡に映って左右反転しています。時刻は何時何分ですか?

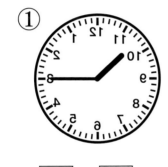 ① 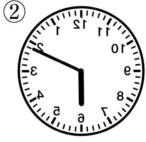 ② 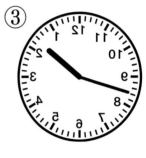 ③

①$\boxed{}$時$\boxed{}$分 ②$\boxed{}$時$\boxed{}$分 ③$\boxed{}$時$\boxed{}$分

月 日

192日目

次の経歴・事績にあてはまる歴史上の人物の名前をお答えください。

大正から昭和初期の詩人・童話作家。多くの作品を残したが、生前は広く認められることがなく、農学校の教師を務めるなど、農業指導者として活躍した。代表作は『注文の多い料理店』『風の又三郎』など。

$\boxed{}$

月 日

193日目

□に漢字を入れて四字熟語を完成させてください。

① □家□欒 …（家族がなごやかに過ごすこと）

② □□蒼白 …（血の気が失せて真っ青になること）

③ □□一致 …（話し言葉と書き言葉を一致させること）

④ 正□正□ …（嘘や偽りがないこと）

⑤ □従□背 …（表向きは服従しながら内心では反発していること）

月

日

194日目

昭和に流行した音楽・映画・ドラマ・モノなどについてお答えください。

昭和36（1961）年

「チョイト一杯のつもりで飲んで いつの間にやらハシゴ酒〜」という歌い出しでこの年に大ヒットした、ハナ肇とクレイジーキャッツの代表曲「スーダラ節」を作詞したのは？

月

日

195日目

次の漢字の読み方を書いてください。

①糟粕　［　　　］　⑤象牙　［　　　］

②兎　　［　　　］　⑥夜具　［　　　］

③謀反　［　　　］　⑦旱魃　［　　　］

④滄海　［　　　］　⑧煙霞　［　　　］

68ページの解答 〈187日目〉①古②台③命 〈188日目〉『方丈記』〈189日目〉①指②刺③差

196日目

Ⓐとどちらのお金が多いでしょうか。

Ⓐ
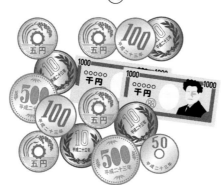

Ⓑ
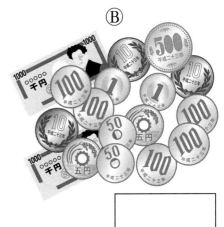

月
日

197日目

次の計算をしましょう。計算機は使わず、筆算か暗算でお答えください。

① $(59 + 57) \times (45 - 8) =$

② $(38 + 27) \times (62 - 22) =$

③ $(68 - 13) \times (35 + 28) =$

④ $(77 - 31) \times (41 + 17) =$

月
日

198日目

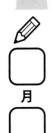

地理に関する次の問いにお答えください。

アメリカとカナダとの国境付近に、5つの湖が連なる「五大湖」がある。スペリオル湖、ミシガン湖、ヒューロン湖、エリー湖と、あと1つは何湖？

月
日

199日目

かけ算で計算しましょう。（計算方法は5ページ参照）

①
15	7	12

答

②
13	9	21

答

③
15	12	22

答

月
日

200日目

下線を引いたひらがな部分を漢字に直してください。

①色の白いは<u>しちなん</u>隠す。　　　[　　　　　]

②悪いことが起こらないよう<u>げん</u>を担ぐ。　[　　　　　]

③<u>どっけ</u>に当てられた。　　　　　[　　　　　]

④話の前後に<u>みゃくらく</u>がない。　　[　　　　　]

⑤ご<u>そんがん</u>を拝する。　　　　　[　　　　　]

月
日

201日目

次の計算を暗算で行い、答えは算用数字で書いてください。

①十三掛ける三足す六十六＝[　　　]

②六掛ける八足す百十八　＝[　　　]

③十八掛ける二足す五十八＝[　　　]

④十一掛ける八足す六十二＝[　　　]

月
日

〈193日目〉①一・団②顔面③言文④真・銘⑤面・腹　〈194日目〉青島幸男
〈195日目〉①そうはく②うさぎ③むほん④そうかい⑤ぞうげ⑥やぐ⑦かんばつ⑧えんか

202日目

理科に関する次の問いにお答えください。

月

日

月の表面には、大きな隕石などが衝突してできた丸いくぼみが無数にある。このくぼみの呼び方は？

203日目

次の計算をしましょう。計算機は使わず、筆算か暗算でお答えください。

月

日

① $(36 + 37) \times (24 - 6) =$

② $(53 + 29) \times (68 - 29) =$

③ $(66 - 26) \times (38 + 16) =$

④ $(99 - 73) \times (18 + 59) =$

204日目

次の数字を見ておぼえてください。10秒たったら問題をかくして、紙に書いてください。
（位置もしっかりおぼえましょう）

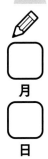
月
日

①

7	64
3	12

②

8	26
48	5

205 日目

時間のたし算です。合計した時間を「○時間○分」の形でお答えください。

①10時間40分＋2時間35分　＝ ⬚

②8時間37分＋7時間55分　＝ ⬚

③6時間42分＋11時間44分　＝ ⬚

④15時間18分＋9時間25分　＝ ⬚

✏
○月
○日

206 日目

洋食店で5人で食事をしました。合計金額はいくらになりますか？（消費税等は考慮しません）

〈メニュー〉

カレーライス	オムライス	ハンバーグ	海老フライ
850円	950円	900円	950円

〈食べたもの〉

・カレーライス3人前　・ハンバーグ2人前
・オムライス2人前　・海老フライ3人前

⬚ 円

✏
○月
○日

207 日目

次の経歴・事績にあてはまる歴史上の人物の名前をお答えください。

明治時代の教育家。安中藩（群馬県）の藩士の子として生まれたが、21歳でアメリカに密航し、キリスト教徒となる。欧米の教育事情を視察後、帰国して同志社英学校・同志社女学校などを創立した。

⬚

✏
○月
○日

〈199日目〉①8820②22113③47520 〈200日目〉①七難②験③毒気④脈絡⑤尊顔 〈201日目〉①105②166③94④150

208 日目

□にひらがなを入れてことわざ・名言を完成させてください。

①明日は明日の□□が吹く

②燕雀安んぞ□□□□の志を知らんや

③金の切れ目が□□の切れ目

④□□□神あれば拾う神あり

⑤人間至る処□□□□有り

⑥□□も跨いで通る

月
日

209 日目

タテの列、ヨコの列、太線で囲まれたブロックに、それぞれ1～4の数字が一つずつ入ります。（ア）～（ウ）のマスに入った数字をお答えください。（解き方は5ページ参照）

2			4
(ア)	3	(イ)	
		2	
3		(ウ)	1

月
日

210 日目

次の漢字の読み方を書いてください。

①碧空　[　　　]　⑤朔日　[　　　]

②野分晴[　　　]　⑥泡雪　[　　　]

③天蓋　[　　　]　⑦叢雲　[　　　]

④雲雀　[　　　]　⑧豊旗雲[　　　]

月
日

211 日目

次の計算をしましょう。計算機は使わず、筆算か暗算でお答えください。

① （28 ＋ 30） × （45 ＋ 22） ＝

② （68 － 12） × （75 － 21） ＝

③ （48 ＋ 65） × （46 ＋ 31） ＝

④ （95 － 34） × （74 － 25） ＝

月　日

212 日目

昭和に流行した音楽・映画・ドラマ・モノなどについてお答えください。

昭和37（1962）年

この年に放送を開始した時代劇風のテレビコメディ番組が大人気となった。藤田まこと、白木みのるらが出演し、「あたり前田のクラッカー！」「非ッ常にキビシ〜ッ！」などの流行語を生んだ。

月　日

213 日目

文字を並べ替えて正しい言葉を完成させてください。

① 「さるうききばばらららかかくめぬ」（　　　　　　　　　　）
　　ヒント：庭の手入れ

② 「いてつくてつじんまじんををしめ」（　　　　　　　　　　）
　　ヒント：やれることはやった

③ 「よごとおるすはなしがたぎるざばお」（　　　　　　　　　　）
　　ヒント：やりすぎないように

④ 「はろうのすみにてまちつべーず」（　　　　　　　　　　）
　　ヒント：世界の中心

月　日

〈205日目〉①13時間15分②16時間32分③18時間26分④24時間43分
〈206日目〉9100円　〈207日目〉新島襄

214
日目

矢印にそってサイコロを転がしたとき、最後のマスで上になる数字をお答えください。（サイコロは向かい合う面の数字をたすと 7 になります）

✏️

◯ 月

◯ 日

答 ☐

215
日目

下線を引いたひらがな部分を漢字に直してください。

①いわしの頭も信心から。　　　　　[　　　　　]

②亀がこうら干しをしている。　　　[　　　　　]

③虎の尾をふむ。　　　　　　　　　[　　　　　]

④一日中ぶっちょうづらで過ごした。[　　　　　]

⑤職場にふっきした。　　　　　　　[　　　　　]

✏️

◯ 月

◯ 日

216
日目

デジタル時計（24 時間表示）が鏡に映って左右反転しています。時刻は何時何分ですか？

① ② ③

☐時☐分　　☐時☐分　　☐時☐分

✏️

◯ 月

◯ 日

75 ページの解答　〈208日目〉①かぜ②こうこく③えん④すてる⑤せいざん⑥ねこ 〈209日目〉（ア）4（イ）1（ウ）4 〈210日目〉①へきくう②のわきばれ③てんがい④ひばり⑤ついたち（さくじつ）⑥あわゆき⑦むらくも⑧とよはたぐも

77

217
日目

次の計算をしましょう。

①   ②   ③

$$113576 + 267388$$

$$357292 - 198724$$

$$125 \times 76$$

月 日

218
日目

次の書き出しで始まる日本の古典文学のタイトルをお答えください。

「祇園精舎の鐘の声、諸行無常の響きあり、沙羅双樹の花の色、盛者必衰の理をあらはす。」

月 日

219
日目

次の計算をしましょう。計算機は使わず、筆算か暗算でお答えください。

① $4663 + 2965 =$

② $8645 + 3959 =$

③ $7563 - 4368 =$

④ $5356 - 2988 =$

月 日

76ページの解答 〈211日目〉 ①3886②3024③8701④2989 〈212日目〉『てなもんや三度笠』〈213日目〉①さくらきるばかうめきらぬばか②じんじをつくしててんめいをまつ③すぎたるはなおおよばざるがごとし④すべてのみちはろーまにつうず

220
日目

□ 月
□ 日

左のグループと同じ組み合わせは何番ですか?

〈グループ〉

答

① 🐰 🦝 🐭 🐓 🐗

② 🐕 🐰 🐗 🦝 🐓

③ 🐰 🐭 🐓 🐕 🐗

④ 🐭 🐕 🐗 🦝 🐰

⑤ 🐓 🦝 🐭 🐰 🐕

221
日目

□ 月
□ 日

下線を引いたひらがな部分にあてはまる同音異義語を、下の言葉から選んでください。ただし不要なものが一つ含まれています。

①そろそろお花見の<u>じき</u>がやってきた。　　（　　　　）

②挑戦するのにベストな<u>じき</u>をうかがう。　　（　　　　）

③天候不順のため<u>じき</u>をずらすことにした。（　　　　）

時機　・　時期　・　次期　・　時季

222
日目

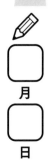

□ 月
□ 日

次の数字を見ておぼえてください。10秒たったら問題をかくして、紙に書いてください。
(位置もしっかりおぼえましょう)

①

20	6
41	57

②

90	11
51	17

〈214日目〉2 〈215日目〉①鰯②甲羅③踏④仏頂面⑤復帰
〈216日目〉①23時53分②15時48分③19時22分

223
日目

枠内の３つの言葉に共通するひらがなを入れてください。

📏
☐
月
☐
日

① ② ③

①		
い	☐	ち
☐	う	え
ひ	☐	い

②		
☐	し	き
へ	い	☐
か	☐	せ

③		
☐	け	い
は	ん	☐
く	☐	つ

224
日目

次のサイコロの見えている３面の数字をたしてください。

📏
☐
月
☐
日

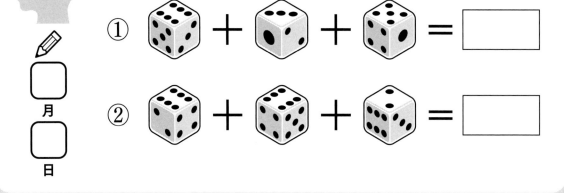

① ☐ ＋ ☐ ＋ ☐ ＝ ☐

② ☐ ＋ ☐ ＋ ☐ ＝ ☐

225
日目

次の漢字の読み方を書いてください。

📏
☐
月
☐
日

①瑞雲　[　　　　]　⑤旋風　[　　　　]

②雲居　[　　　　]　⑥松濤　[　　　　]

③裳裾　[　　　　]　⑦薫風　[　　　　]

④疾風　[　　　　]　⑧夕時雨[　　　　]

〈217日目〉①380964②158568③9500 〈218日目〉『平家物語』
〈219日目〉①7628②12604③3195④2368

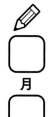

226
日目

次の計算をしましょう。計算機は使わず、筆算か暗算でお答えください。

① 2693 + 5821 = ☐

② 6532 + 4855 = ☐

③ 8827 − 3876 = ☐

④ 6948 − 4952 = ☐

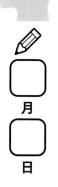

月

日

227
日目

時計が鏡に映って左右反転しています。時刻は何時何分ですか?

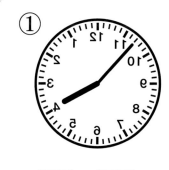 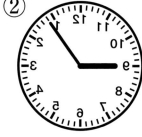 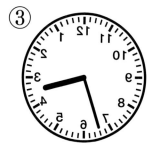

☐時☐分　　☐時☐分　　☐時☐分

月

日

228
日目

次の計算を暗算で行い、答えは算用数字で書いてください。

①さんびゃくはちじゅうはちたすにじゅうご = ☐

②にひゃくにじゅうろくたすさんじゅうさん = ☐

③ひゃくきゅうじゅうごたすごじゅういち = ☐

④よんひゃくにじゅうにたすろくじゅうご = ☐

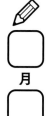

月

日

229 日目

周囲の漢字と組み合わせて二字熟語になる共通の漢字を中央に入れてください。（黒地に白文字は答えの文字の前に、白地に黒文字は答えの文字の後ろに入ります）

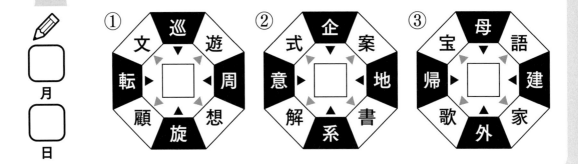

①
巡 遊
文 ▼ ▷
転 ◀ □ ▷ 周
顧 ▲ 想
旋

②
企
式 ▼ 案
意 ▶ □ ◀ 地
解 ▲ 書
系

③
母
宝 ▼ 語
帰 ▶ □ ◀ 建
歌 ▲ 家
外

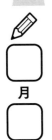

月

日

230 日目

下線を引いたひらがな部分を漢字に直してください。

①うの目鷹の目。 ［　　　　　］

②彼女は手先がきようだ。 ［　　　　　］

③とんとんびょうしで事が運んだ。 ［　　　　　］

④もうせいを促す。 ［　　　　　］

⑤相手の言葉をふくしょうする。 ［　　　　　］

月

日

231 日目

昭和に流行した音楽・映画・ドラマ・モノなどについてお答えください。

昭和38（1963）年

この年に放送を開始した『鉄腕アトム』は、日本で初めてのテレビ用長編連続アニメだった。少年の形をしたロボットが大活躍するストーリーで、世界各国でも人気となった本作の原作漫画の作者は？

月

日

［　　　　　　　　　］

〈223日目〉①た②わ③も 〈224日目〉①30②38 〈225日目〉①ずいうん②くもい③もすそ④はやて（しっぷう）⑤つむじかぜ（せんぷう）⑥しょうとう⑦くんぷう⑧ゆうしぐれ

232 日目

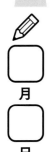

立方体のブロックを積み重ねた次の図形は、何個のブロックで構成されているでしょうか。（※積まれたブロックの下に空洞はありません）

①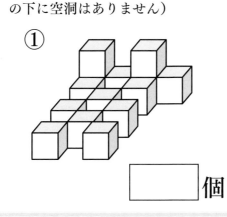

②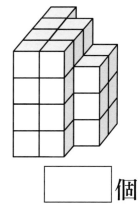

個 　　　　　個

月 ◯

日 ◯

233 日目

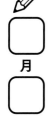

次の計算をしましょう。計算機は使わず、筆算か暗算でお答えください。

① $7941 + 6049 =$

② $5380 + 3795 =$

③ $7535 - 5625 =$

④ $4838 - 1984 =$

月 ◯

日 ◯

234 日目

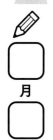

次の経歴・事績にあてはまる歴史上の人物の名前をお答えください。

古代ギリシャの哲学者。「私は、私が何も知らないことを知っている（無知の知）」という考えを示し、独特の「問答法」によって人々を導いた。自身の著作はなく、弟子のプラトンの著書等を通して知られている。

月 ◯

日 ◯

〈226日目〉①8514②11387③4951④1996 〈227日目〉①3時53分②9時6分 ③3時33分 〈228日目〉①413②259③246④487

235日目

□に漢字を入れて四字熟語を完成させてください。

① 威□□堂 …（威厳があって立派な様子）

② □□事実 …（すでに存在している事実のこと）

③ □□絢爛 …（きらびやかでぜいたくなこと）

④ □□必罰 …（功績のある者には賞を、罪を犯した者には罰を与える）

⑤ □猛□敢 …（気持ちが強く、思い切りよく行動すること）

月

日

236日目

サイコロの底の数字を下の空欄に書き、その数字で計算してください。（サイコロは向かい合う面の数字をたすと7になります）

月

日

底の目		底の目		底の目		底の目		答え
	×		+		×		=	

237日目

地理に関する次の問いにお答えください。

日本語名で、最後に「ランド」がつく国が5つある。アイルランド、フィンランド、ニュージーランドと、あと2つはどことどこ？

月

日

〈229日目〉①回②図③国 〈230日目〉①鵜②器用③拍子④猛省⑤復唱
〈231日目〉手塚治虫

238日目

□にひらがなを入れてことわざ・名言を完成させてください。

①当たるも□□□　当たらぬも□□□　（どちらも同じ言葉）

②風が吹けば□□□が儲かる

③□□□は糾える縄の如し

④□□□□の家には必ず余慶あり

⑤□□□□過ぎれば熱さを忘れる

⑥腹が減っては□□□ができぬ

○月 ○日

239日目

次の数字を見ておぼえてください。10秒たったら問題をかくして、紙に書いてください。
（位置もしっかりおぼえましょう）

①

27	12
84	28

②

10	14
76	39

○月 ○日

240日目

次の漢字の読み方を書いてください。

①天津神［　　　］　⑤恵比寿［　　　］

②国津神［　　　］　⑥布袋　［　　　］

③産土神［　　　］　⑦巫女　［　　　］

④氏神　［　　　］　⑧神楽　［　　　］

○月 ○日

このページの解答は**88**ページ

241日目

次の計算をしましょう。計算機は使わず、筆算か暗算でお答えください。

① $1467 + 4019 =$ ◻

② $2938 + 5174 =$ ◻

③ $3853 - 2916 =$ ◻

④ $9922 - 6419 =$ ◻

242日目

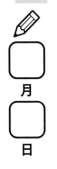

昭和に流行した音楽・映画・ドラマ・モノなどについてお答えください。

昭和39（1964）年

ミュージカル形式の人形劇『ひょっこりひょうたん島』の放送が始まり、たいへんな人気となった。本作の主要キャラクターの一人で、ひょうたん島の初代大統領を務めた人物の名前は？

◻

243日目

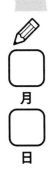

たし算で計算しましょう。（計算方法は5ページ参照）

①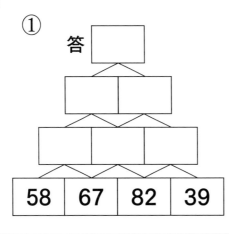

| 58 | 67 | 82 | 39 |

②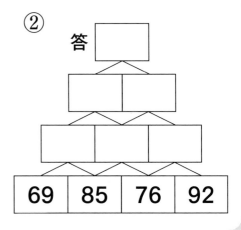

| 69 | 85 | 76 | 92 |

84ページの解答 〈235日目〉①風堂②既成③豪華④信賞⑤勇・果 〈236日目〉42 〈237日目〉アイスランド、ポーランド

244
日目

ⒶとⒷどちらのお金が多いでしょうか。

Ⓐ

Ⓑ

✎

◯ 月

◯ 日

245
日目

下線を引いたひらがな部分を漢字に直してください。

✎

◯ 月

◯ 日

①うりざねがおで富士額。　　　　　　　[　　　　　　]

②「こそく」の本来の意味は「一時しのぎ」。[　　　　　　]

③彼はどんかんな人だ。　　　　　　　　[　　　　　　]

④青春時代をついそうする。　　　　　　[　　　　　　]

⑤りょじょうにひたる。　　　　　　　　[　　　　　　]

246
日目

次の経歴・事績にあてはまる歴史上の人物の名前をお答えください。

✎

◯ 月

◯ 日

ドイツ出身の理論物理学者。ブラウン運動の理論的解明などを経て、特殊相対性理論、一般相対性理論などを発表し、ノーベル物理学賞を受賞。来日経験もあり、親日家として有名である。

247日目

折り紙を４つ折りにして一部を切り取りました。開いたとき、どんな形になっているでしょうか。①〜③の中から選んでください。

〈例〉4つ折りにして一部を切り取り、開くとこのようになります。

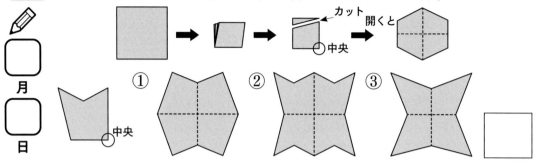

月

日

248日目

次の計算をしましょう。計算機は使わず、筆算か暗算でお答えください。

① $6020 + 9533 =$

② $7603 + 3508 =$

③ $8539 - 7812 =$

④ $5195 - 3859 =$

月

日

249日目

理科に関する次の問いにお答えください。

昆虫類にはいくつかの共通した特徴がある。例えば体は頭部・胸部・腹部の３つにわかれており、足の本数は６本である。この足は体のどの部分に生えている？

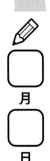

月

日

〈241日目〉①5486②8112③937④3503 〈242日目〉ドン・ガバチョ
〈243日目〉①544②644

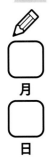

250日目

タテの列、ヨコの列、太線で囲まれたブロックに、それぞれ1〜4の数字が一つずつ入ります。（ア）〜（ウ）のマスに入った数字をお答えください。（解き方は5ページ参照）

（ア）	4		（イ）
2		3	
	2		3
	（ウ）	4	

月

日

251日目

次の計算を暗算で行い、答えは算用数字で書いてください。

①ニヒャクサンジュウタスヒャクロクジュウ ＝ ☐

②ゴヒャクニジュウタスニヒャクジュウ ＝ ☐

③サンビャクサンジュウゴタスサンビャクサンジュウ ＝ ☐

④ヒャクハチジュウタスヒャクキュウジュウ ＝ ☐

月

日

252日目

☐に共通する部首は何ですか？

① ☐玄・☐它・☐白

② 毘・罪・者

③ ☐巨・☐兆・☐各

月

日

253
日目

次の計算をしましょう。

① $478295 + 672971$

② $786392 - 228947$

③ 178×76

月

日

254
日目

時間のたし算です。合計した時間を「○時間○分」の形でお答えください。

①2時間35分＋4時間21分＋3時間53分 ＝ [　　　]

②1時間22分＋3時間43分＋2時間39分 ＝ [　　　]

③3時間8分＋4時間24分＋5時間40分 ＝ [　　　]

④4時間15分＋6時間32分＋1時間19分 ＝ [　　　]

月

日

255
日目

次の漢字の読み方を書いてください。

①阿吽　　[　　　] ⑤甍　　　[　　　]

②阿羅漢　[　　　] ⑥魂魄　　[　　　]

③威儀　　[　　　] ⑦作務　　[　　　]

④閻魔　　[　　　] ⑧比丘　　[　　　]

月

日

〈247日目〉② 〈248日目〉①15553②11111③727④1336 〈249日目〉胸部

256
日目

次の計算をしましょう。計算機は使わず、筆算か暗算でお答えください。

① 57.3 + 24.9 =

② 76.8 + 39.6 =

③ 46.6 − 16.8 =

④ 88.3 − 29.5 =

月

日

257
日目

左のグループと同じ組み合わせは何番ですか?

〈グループ〉

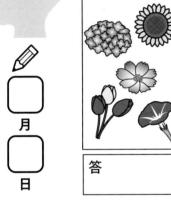

答

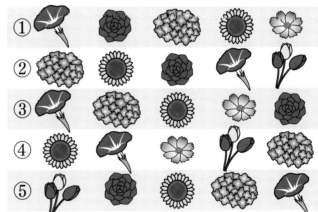

①
②
③
④
⑤

月

日

258
日目

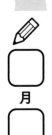

日本の古典文学にまつわる次の質問にお答えください。

剣豪の宮本武蔵が書いた兵法書。剣術の奥義がまとめられている。「千日の稽古を鍛とし、万日の稽古を練とす」など、名言が多いことでも知られる。この本のタイトルは?

月

日

259 日目

周囲の漢字と組み合わせて二字熟語になる共通の漢字を中央に入れてください。（黒地に白文字は答えの文字の前に、白地に黒文字は答えの文字の後ろに入ります）

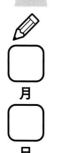

月
日

①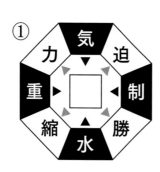

気　力　迫
重　□　制
縮　水　勝

②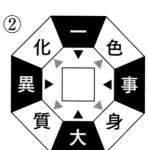

一　化　色
異　□　事
質　大　身

③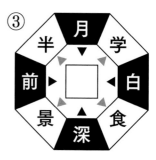

月　半　学
前　□　白
景　深　食

260 日目

下線を引いたひらがな部分を漢字に直してください。

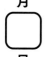

①えりを正す。　　　　　　　　　　[　　　　　]

②最近とんとごぶさたしている。　　[　　　　　]

③つるの一声。　　　　　　　　　　[　　　　　]

④ふんいきがいいお店。　　　　　　[　　　　　]

⑤ふぜいのあるたたずまい。　　　　[　　　　　]

月
日

261 日目

次の数字を見ておぼえてください。10秒たったら問題をかくして、紙に書いてください。
（位置もしっかりおぼえましょう）

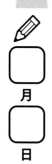

月
日

①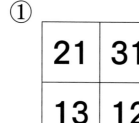

| 21 | 31 |
| 13 | 12 |

②

| 96 | 68 |
| 85 | 59 |

〈253日目〉①1151266②557445③13528 〈254日目〉①10時間49分②7時間44分③13時間12分④12時間6分 〈255日目〉①あうん②あらかん③いぎ④えんま⑤いらか⑥こんぱく⑦さむ⑧びく

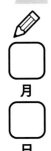

262
日目

昭和に流行した音楽・映画・ドラマ・モノなどについてお答えください。

昭和40（1965）年

ミュージカル映画『サウンド・オブ・ミュージック』が公開されて大ヒットし、「ドレミの歌」や「エーデルワイス」など劇中で歌われた曲も人気となった。本作で主人公のマリアを演じた女優の名前は？

月

日

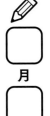

263
日目

次の計算をしましょう。計算機は使わず、筆算か暗算でお答えください。

① $96.5 + 19.2 =$

② $39.8 + 53.4 =$

③ $67.3 - 32.3 =$

④ $94.6 - 48.2 =$

月

日

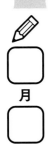

264
日目

次の経歴・事績にあてはまる歴史上の人物の名前をお答えください。

「楽聖」と称されたドイツの作曲家。少年期から天才ピアニストとして注目され、やがて作曲家としても認められた。20代後半から耳の病気に悩まされ、失聴したあとも数々の名曲をつくり続けた。

月

日

265 日目

時計が鏡に映って左右反転しています。時刻は何時何分ですか？

① ② ③

◯ 月
◯ 日

□時□分　□時□分　□時□分

266 日目

□に漢字を入れて四字熟語を完成させてください。

① □味□長…（言外に深い含蓄があること）

② 帰□本□…（鳥などが、遠い場所からもといた場所に帰れる力のこと）

③ 古□□西…（過去も現在もあらゆる場所において）

④ 整□整□…（片づけてきちんとすること）

⑤ □断大□…（高をくくって不注意になると大きな失敗につながる）

◯ 月
◯ 日

267 日目

地理に関する次の問いにお答えください。

「世界三大瀑布」と呼ばれる3つの巨大な滝がある。ナイアガラの滝、ヴィクトリアの滝と、もう1つはどこ？

◯ 月
◯ 日

〈259日目〉①圧②変③夜 〈260日目〉①襟②無沙汰③鶴④雰囲気⑤風情

268
日目

お金がいくらあるか計算しましょう。

＝ [　　　]円

○月 ○日

269
日目

下線を引いたひらがな部分にあてはまる同音異義語を、下の言葉から選んでください。ただし不要なものが一つ含まれています。

①百科じてんで調べる。　　　　　　　　　　（　　　　）

②国語じてんで調べる。　　　　　　　　　　（　　　　）

③漢字じてんで調べる。　　　　　　　　　　（　　　　）

字典　・　時点　・　事典　・　辞典

○月 ○日

270
日目

次の漢字の読み方を書いてください。

①顰蹙　［　　　］　⑤懸想　［　　　］

②悪辣　［　　　］　⑥怨嗟　［　　　］

③諧謔　［　　　］　⑦惹起　［　　　］

④僥倖　［　　　］　⑧蟄居　［　　　］

○月 ○日

271
日目

月

日

次の計算をしましょう。計算機は使わず、筆算か暗算でお答えください。

① $113.5 + 52.8 =$

② $22.4 + 98.9 =$

③ $168.4 - 78.8 =$

④ $203.7 - 129.3 =$

272
日目

月

日

□にひらがなを入れてことわざ・名言を完成させてください。

①過って改むるに □□□ ことなかれ

②起きて □□□□ 寝て一畳

③□□□ は寝て待て

④善人なおもて □□□□ を遂ぐ、況んや悪人をや

⑤□□□ を貸して母屋を取られる

⑥□□ は繰り返す

273
日目

月

日

理科に関する次の問いにお答えください。

トマトやスイカの中身は、基本的に赤い色をしている。強い抗酸化力をもつこの赤い色素の名称は？

94ページの解答
〈265日目〉①12時22分②9時50分③3時7分　〈266日目〉①意・深②巣・能③今東④理・頓⑤油・敵　〈267日目〉イグアスの滝

274
日目

次の計算を暗算で行い、答えは算用数字で書いてください。

①五百五十五足す三百三十五 = □

②二百五十足す四百五十三　= □

③四百六十五足す百六十五　= □

④七百四十二足す百八十　　= □

月 □

日 □

275
日目

下線を引いたひらがな部分を漢字に直してください。

①おおぶろしきを広げる。　　　　　［　　　　　］

②不義理をしているので、どうにもしきいが高い。　［　　　　　］

③鳩がまめでっぽうを食ったよう。　［　　　　　］

④ふうち地区に指定されている。　　［　　　　　］

⑤ざつねんを払いのける。　　　　　［　　　　　］

月 □

日 □

276
日目

次の数字を見ておぼえてください。10秒たったら問題をかくして、紙に書いてください。
（位置もしっかりおぼえましょう）

月 □

日 □

①

33	32
63	36

②

96	68
86	98

〈268日目〉1751円 〈269日目〉①事典②辞典③字典 〈270日目〉①かくしゃく ②あくらつ③かいぎゃく④ぎょうこう⑤けそう⑥えんさ⑦じゃっき⑧ちっきょ

277 日目

次の計算をしましょう。計算機は使わず、筆算か暗算でお答えください。

① 58.25 ＋ 78.36 ＝ ☐

② 24.87 ＋ 67.35 ＝ ☐

③ 95.32 － 38.55 ＝ ☐

④ 86.46 － 53.68 ＝ ☐

月 ☐
日 ☐

278 日目

昭和に流行した音楽・映画・ドラマ・モノなどについてお答えください。

昭和41（1966）年

NHK連続テレビ小説『おはなはん』が大ヒットし、50％近い平均視聴率を記録した。女学校を卒業して結婚・出産するも夫に先立たれ、助産師となった明るい主人公浅尾はなを演じた女優の名前は？

☐

月 ☐
日 ☐

279 日目

文字を並べ替えて正しい言葉を完成させてください。

① 「はなおちりとりかけらかいろねこかと」（　　　　　）
　ヒント：イケメンなのに

② 「だいさんしっとめいろうそばうそには」（　　　　　）
　ヒント：遠慮がちに

③ 「てておやあゆたのめばはたごばえころ」（　　　　　）
　ヒント：子どもの成長

④ 「みやこびとかおのふといけずるわむづ」（　　　　　）
　ヒント：ポチャン

月 ☐
日 ☐

〈271日目〉①166.3②121.3③89.6④74.4 〈272日目〉①はばかる②はんじょう③かほう④おうじょう⑤ひさし⑥れきし 〈273日目〉リコピン

280
日目

たし算で計算しましょう。（計算方法は5ページ参照）

①

126	218	421	530

答

②

358	693	735	944

答

281
日目

洋食店で5人で食事をしました。合計金額はいくらになりますか？（消費税等は考慮しません）

〈メニュー〉

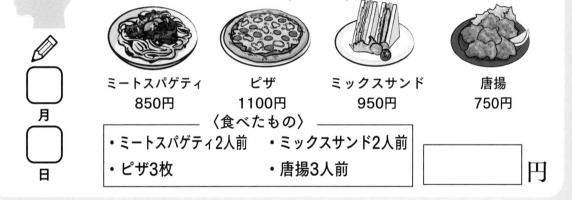

ミートスパゲティ	ピザ	ミックスサンド	唐揚
850円	1100円	950円	750円

―〈食べたもの〉―
・ミートスパゲティ2人前　・ミックスサンド2人前
・ピザ3枚　　　　　　　　・唐揚3人前

円

282
日目

次の経歴・事績にあてはまる歴史上の人物の名前をお答えください。

ヘレン・ケラーの家庭教師。少女時代に病気で視力を失いかけるも、盲学校で学び、その後手術によって視力を回復。盲目で耳も聞こえないヘレン・ケラーに根気強く文字を教え、「奇跡の人」と呼ばれた。

〈274日目〉①890②703③630④922
〈275日目〉①大風呂敷②敷居③豆鉄砲④風致⑤雑念

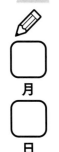

283日目

矢印にそってサイコロを転がしたとき、最後のマスで上になる数字をお答えください。（サイコロは向かい合う面の数字をたすと7になります）

月

日

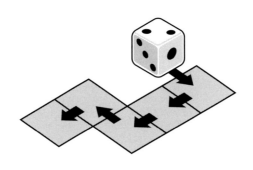

答

284日目

次の計算をしましょう。計算機は使わず、筆算か暗算でお答えください。

① $105.88 + 59.77 =$

② $94.69 + 112.53 =$

③ $138.59 - 86.37 =$

④ $236.21 - 195.43 =$

月

日

285日目

次の漢字の読み方を書いてください。

①潑剌　　[　　　　] ⑤寂寥　　[　　　　]

②睥睨　　[　　　　] ⑥瑕疵　　[　　　　]

③吝嗇　　[　　　　] ⑦吃驚　　[　　　　]

④老獪　　[　　　　] ⑧誤謬　　[　　　　]

月

日

〈277日目〉①136.61②92.22③56.77④32.78 〈278日目〉樫山文枝 〈279日目〉①いろおとこかねとちからはなかりけり②いそうろうさんばいめにはそっとだし③はばたてたてばあゆめのおやごころ④ふるいけやかわづとびこむみずのおと

286
日目

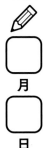

月

日

タテの列、ヨコの列、太線で囲まれたブロックに、それぞれ1〜4の数字が一つずつ入ります。（ア）〜（ウ）のマスに入った数字をお答えください。（解き方は5ページ参照）

	3		1
		3	（ア）
3	（イ）		4
	1	（ウ）	

287
日目

月

日

日本の古典文学にまつわる次の質問にお答えください。

江戸時代元禄年間、松尾芭蕉は弟子の曽良とともに江戸を旅立ち、東北、北陸を巡って現在の岐阜県大垣に至った。その間の旅の記録が俳句とともに書かれている芭蕉の俳諧紀行文のタイトルは？

288
日目

月

日

デジタル時計（24時間表示）が鏡に映って左右反転しています。時刻は何時何分ですか？

① 　　　　　② 　　　　　③

①　□時□分　　②　□時□分　　③　□時□分

289
日目

次の計算をしましょう。

①

$$873985 + 784925$$

②

$$956578 - 357910$$

③

$$98 \times 226$$

月

日

290
日目

下線を引いたひらがな部分を漢字に直してください。

①<u>おおばんぶるまい</u>。　　　　　[　　　　　]

②親しき中にも<u>れいぎ</u>あり。　　[　　　　　]

③彼は<u>ひよりみ</u>主義者だ。　　　[　　　　　]

④勝利への<u>しゅうねん</u>。　　　　[　　　　　]

⑤<u>もうそう</u>にとらわれる。　　　[　　　　　]

月

日

291
日目

次の計算をしましょう。計算機は使わず、筆算か暗算でお答えください。

① $\boxed{} \div 32 = 25$

② $\boxed{} \div 28 = 42$

③ $722 \div \boxed{} = 38$

④ $1855 \div \boxed{} = 53$

月

日

100ページの解答 〈283日目〉3 〈284日目〉①165.65②207.22③52.22④40.78 〈285日目〉①はつらつ② へいげい③りんしょく④ろうかい⑤せきりょう⑥かし⑦きっきょう⑧ごびゅう

292 日目

それぞれいくつありますか？
①あ⇒□個　②め⇒□個　③わ⇒□個

月　日

あ　め　わ　わ　あ　れ　れ　ぬ　め　ゆ
ぬ　め　ね　れ　さ　ね　め　わ　な　の　れ
ゆ　れ　の　さ　ゆ　ゆ　め　ぬ　あ　ぬ　あ
の　の　さ　ぬ　め　の　あ　め　ぬ　そ
め　れ　そ　の　め　ぬ　れ　ね

293 日目

下線を引いたひらがな部分に当てはまる同音異義語を、下の言葉から選んでください。ただし不要なものが一つ含まれています。

①文化勲章を<u>じゅしょう</u>する。　　　（　　　）

②芥川賞を<u>じゅしょう</u>する。　　　（　　　）

③功労者に勲章を<u>じゅしょう</u>する。　　　（　　　）

月　日

授章　・　受賞　・　授賞　・　受章

294 日目

次の言葉を見ておぼえてください。15秒たったら問題をかくして、紙に書いてください。
（位置もしっかりおぼえましょう）

月　日

①

コスト	サイズ
ニーズ	データ

②

ベスト	ヒント
マナー	メイン

〈286日目〉（ア）2（イ）2（ウ）2　〈287日目〉『奥の細道』
〈288日目〉①20時56分②05時13分③11時27分

103

295
日目

周囲の漢字と組み合わせて二字熟語になる共通の漢字を中央に入れてください。（黒地に白文字は答えの文字の前に、白地に黒文字は答えの文字の後ろに入ります）

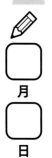

月

日

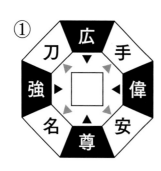

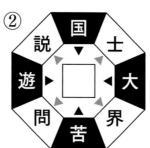

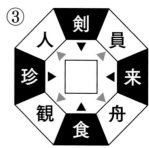

296
日目

昭和に流行した音楽・映画・ドラマ・モノなどについてお答えください。

昭和42（1967）年

グループサウンズ時代を代表する楽曲「ブルー・シャトウ」が発売され、第9回日本レコード大賞を受賞。翌年にかけてレコードの売上げが150万枚を記録した。この曲を演奏していたグループの名前は？

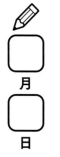

月

日

297
日目

枠内の3つの言葉に共通するひらがなを入れてください。

月

日

①
□わり
けん□
て□き

②
□まん
かい□
こう□

③
□かげ
□らい
たい□

102ページの解答

〈289日目〉①1658910②598668③22148　〈290日目〉①大盤②礼儀③日和見④執念⑤妄想　〈291日目〉①800②1176③19④35

このページの解答は**107**ページ

298 日目

次の計算をしましょう。計算機は使わず、筆算か暗算でお答えください。

月 ☐

日 ☐

① ☐ ÷ 37 = 62

② ☐ ÷ 16 = 59

③ 2475 ÷ ☐ = 33

④ 1512 ÷ ☐ = 72

299 日目

次のサイコロの見えていない3面の数字をたしてください。

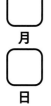

月 ☐

日 ☐

① ⚄ + ⚅ + ⚅ = ☐

② ⚅ + ⚅ + ⚂ = ☐

300 日目

次の漢字の読み方を書いてください。

月 ☐

日 ☐

①無花果 [   ]　⑤枇杷 [   ]

②金柑 [   ]　⑥檸檬 [   ]

③柘榴 [   ]　⑦林檎 [   ]

④八朔 [   ]　⑧木通 [   ]

103ページの解答 〈292日目〉①6個②7個③4個 〈293日目〉①受章②受賞③授章

301日目

□に漢字を入れて四字熟語を完成させてください。

① □耶□耶 … （はっきりしない、あいまいなこと）

② 牛□□食 … （大量に飲み食いすること）

③ □□両論 … （同意する意見と反対する意見）

④ □□意識 … （表面に表れず、自覚もしていない意識）

⑤ □□応変 … （時と場合によって柔軟に対応すること）

月
日

302日目

次の計算を暗算で行い、答えは算用数字で書いてください。

①さんかけるごかけるろく　＝ □

②ごかけるごかけるろく　＝ □

③ななかけるはちかけるさん ＝ □

④ろくかけるろくかけるよん ＝ □

月
日

303日目

次の経歴・事績にあてはまる歴史上の人物の名前をお答えください。

フランスの小説家・飛行機の操縦士。軍隊でパイロットになるも、墜落事故で怪我をして除隊。航空郵便の飛行士となり、作家デビュー。第二次世界大戦時に再度軍人となり戦死。代表作は『星の王子さま』。

□

月
日

104ページの解答 〈295日目〉①大②学③客 〈296日目〉ジャッキー吉川とブルー・コメッツ
〈297日目〉①さ②ぎ（「ふ」「ろ」なども可）③ひ（「こ」なども可）

304
日目

時計が鏡に映って左右反転しています。時刻は何時何分ですか？

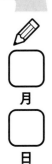

月

日

①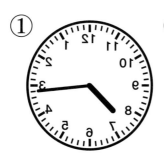

②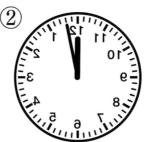

③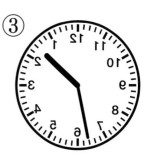

☐時☐分　　☐時☐分　　☐時☐分

305
日目

次の計算をしましょう。計算機は使わず、筆算か暗算でお答えください。

月

日

① $3480 \div 435 =$ ☐

② $2093 \div 299 =$ ☐

③ $2334 \div 389 =$ ☐

④ $5067 \div 563 =$ ☐

306
日目

下線を引いたひらがな部分を漢字に直してください。

月

日

①計画はおくらいりした。　　　　　[　　　　]

②じゃけんな扱いをしない。　　　　[　　　　]

③日本人にはほうがん贔屓の人が多い。[　　　　]

④きょうい的な進歩を遂げた。　　　[　　　　]

⑤彼はたいへんなねっけつかんだ。　[　　　　]

307日目

下の立体を①〜③それぞれの方向から見たときの形を、（ア）〜（ウ）から選んでください。

①上 ［　　　］

②横 ［　　　］

③正面 ［　　　］

（ア）　　（イ）　　（ウ）

308日目

サイコロの<u>底の数字</u>を下の空欄に書き、その数字で計算してください。（サイコロは向かい合う面の数字をたすと7になります）

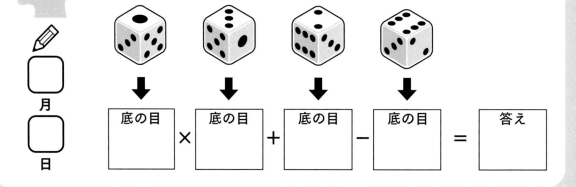

| 底の目 | × | 底の目 | ＋ | 底の目 | － | 底の目 | ＝ | 答え |

309日目

地理に関する次の問いにお答えください。

日本語名で、最後に「スタン」がつく国が6つある。アフガニスタン、パキスタン、ウズベキスタン、タジキスタン、トルクメニスタンと、あと1つはどこ？

〈301日目〉①有・無②飲馬③賛否④潜在⑤臨機
〈302日目〉①90②150③168④144 〈303日目〉サン＝テグジュペリ

310
日目

□にひらがなを入れてことわざ・名言を完成させてください。

①石の上にも□□□□

②驕る□□□は久しからず

③□□□も山の賑わい

④男は敷居を跨げば□□□□の敵あり

⑤火のない所に□□□は立たぬ

⑥百里を行く者は九十を□□□とす

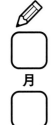

月

日

311
日目

次の言葉を見ておぼえてください。15秒たったら問題をかくして、紙に書いてください。
（位置もしっかりおぼえましょう）

①
アイス	アウト
アップ	アルミ

②
サイド	サンド
シート	シーツ

月

日

312
日目

次の計算をしましょう。計算機は使わず、筆算か暗算でお答えください。

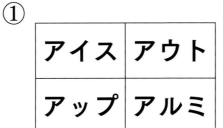

①437 ÷ 19 ＋ 77 ＝□

②900 ÷ 36 ＋ 30 ＝□

③1314 ÷ 18 － 52 ＝□

④2080 ÷ 32 － 29 ＝□

313 日目

ひき算で計算しましょう。（計算方法は5ページ参照）

① 答 □

| 721 | 343 | 188 | 52 |

② 答 □

| 856 | 568 | 224 | 93 |

314 日目

昭和に流行した音楽・映画・ドラマ・モノなどについてお答えください。

昭和43（1968）年

映画『2001年宇宙の旅』が公開された。宇宙船ディスカバリー号が木星探査に向かう途中、人工知能のHALが乗組員を殺害。ただ一人船長だけが生き残る。本作でメガホンを取った映画監督の名前は？

315 日目

次の漢字の読み方を書いてください。

①海豹　［　　　］　⑤犀　［　　　］

②海驢　［　　　］　⑥珊瑚　［　　　］

③海象　［　　　］　⑦蝮　［　　　］

④鯱　［　　　］　⑧駱駝　［　　　］

〈307日目〉①（ウ）②（イ）③（ア）〈308日目〉28
〈309日目〉カザフスタン

316
日目

月

日

お金がいくらあるか計算しましょう。

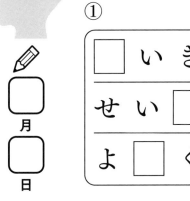 ＋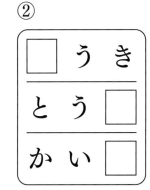

＝ ⬚ 円

317
日目

枠内の３つの言葉に共通するひらがなを入れてください。

① 　　　　　　　 ② 　　　　　　　 ③

□	い	き
せ	い	□
よ	□	く

□	う	き
と	う	□
か	い	□

□	ど	う
こ	う	□
□	み	ち

318
日目

次の経歴・事績にあてはまる歴史上の人物の名前をお答えください。

中国の春秋時代の学者であり思想家。多くの門人たちとともに各地を遊説して回った。没後、弟子たちが編集した言行録が『論語』であり、日本でも奈良時代以降、長く読まれ続けている。

319
日目

次の計算をしましょう。計算機は使わず、筆算か暗算でお答えください。

① $1232 \div 22 + 75 =$

② $2352 \div 49 + 51 =$

③ $2210 \div 26 - 35 =$

④ $2976 \div 32 - 48 =$

月

日

320
日目

下線を引いたひらがな部分を漢字に直してください。

①お<u>しゃか</u>さまでも気がつくまい。　　　[　　　　　]

②「<u>じゃっかん</u>」は「数え年で二十歳の男子」という意味。[　　　　　]

③仏作って<u>たましい</u>入れず。　　　　　　[　　　　　]

④彼はまるで<u>きこうし</u>のようだ。　　　　[　　　　　]

⑤株価が<u>ぼうらく</u>した。　　　　　　　[　　　　　]

月

日

321
日目

理科に関する次の問いにお答えください。

天気図には、高気圧や低気圧のマークが記され、同じ気圧の場所を結んだ線が引かれている。この線の名称は？

月

日

〈313日目〉①204②-269 〈314日目〉スタンリー・キューブリック 〈315日目〉①あざらし②あしか③せいうち④しゃち⑤さい⑥さんご⑦まむし⑧らくだ

322
日目

タテの列、ヨコの列、太線で囲まれたブロックに、それぞれ1～4の数字が一つずつ入ります。（ア）～（ウ）のマスに入った数字をお答えください。（解き方は5ページ参照）

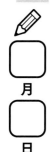

月

日

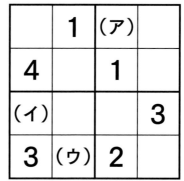

323
日目

□に共通する部首は何ですか？

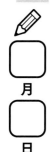

月

日

① □九 ・ □干 ・ □次

② 圡□ ・ 杂□ ・ 剣□

③ 令 ・ 下 ・ 分

324
日目

下の立体を①～③それぞれの方向から見たときの形を、（ア）～（ウ）から選んでください。

①上 ［　　］

②横

［

］

③正面 ［　　］

（ア）　　　（イ）　　　（ウ）

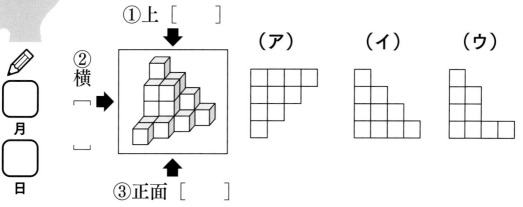

〈316日目〉4321円 〈317日目〉①は②ゆ③じ（「こ」なども可）
〈318日目〉孔子

325日目

次の計算をしましょう。

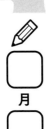

月

日

①
$$961869 + 899748$$

②
$$889626 - 625287$$

③
$$116 \times 382$$

326日目

日本の古典文学にまつわる次の質問にお答えください。

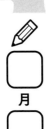

月

日

「六歌仙」とは、紀貫之が『古今和歌集』の序文に記した6人の代表的な歌人のことである。僧正遍昭、在原業平、文屋康秀、喜撰法師、大伴黒主と、もう1人は誰？

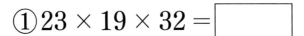

327日目

次の計算をしましょう。計算機は使わず、筆算か暗算でお答えください。

月

日

① $23 \times 19 \times 32 =$

② $15 \times 18 \times 29 =$

③ $35 \times 22 \times 41 =$

④ $25 \times 13 \times 54 =$

〈319日目〉①131②99③50④45
〈320日目〉①釈迦②弱冠③魂④貴公子⑤暴落 〈321日目〉等圧線

328日目

それぞれいくつありますか？

①ク⇒ □ 個　②テ⇒ □ 個　③ヲ⇒ □ 個

月

日

リ　テ　ヲ　ヲ　チ　ヒ　フ　タ　ク
カ　チ　フ　ヲ　チ　ク　カ　イ　ヒ　カ　タ
ヒ　ヲ　ホ　イ　ヤ　ヲ
ロ　タ　イ　カ　ソ　チ　ク　イ　タ
チ　テ　ヲ　ク　フ　ヒ　ヤ　ヲ

329日目

次の計算を暗算で行い、答えは算用数字で書いてください。

月

日

①ハチカケルキュウカケルサン ＝ □

②ロクカケルゴカケルハチ　　　＝ □

③サンカケルハチカケルサン　　＝ □

④シチカケルシチカケルサン　　＝ □

330日目

次の漢字の読み方を書いてください。

月

日

①胡麻　　[　　　　]　⑤薇　　　[　　　　]

②牛蒡　　[　　　　]　⑥冬瓜　　[　　　　]

③南瓜　　[　　　　]　⑦蕗　　　[　　　　]

④胡椒　　[　　　　]　⑧蕨　　　[　　　　]

〈322日目〉（ア）3（イ）1（ウ）4 〈323日目〉①くるまへん②ふるとり③あめかんむり 〈324日目〉①（ア）②（ウ）③（イ）

331 日目

周囲の漢字と組み合わせて二字熟語になる共通の漢字を中央に入れてください。（黒地に白文字は答えの文字の前に、白地に黒文字は答えの文字の後ろに入ります）

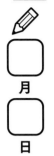

月

日

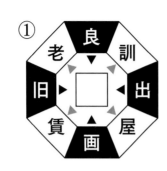

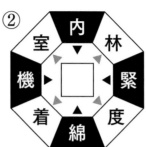

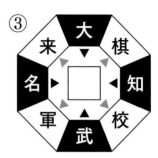

332 日目

昭和に流行した音楽・映画・ドラマ・モノなどについてお答えください。

昭和44（1969）年

映画『男はつらいよ』の第1作が公開された。渥美清演ずる車寅次郎が、旅先から故郷の葛飾柴又に戻って騒動を巻き起こすストーリー。本シリーズで寅次郎の妹・さくらを演じ続けた女優の名前は？

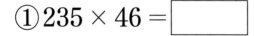

月

日

333 日目

次の計算をしましょう。計算機は使わず、筆算か暗算でお答えください。

① $235 \times 46 = \boxed{}$

② $365 \times 59 = \boxed{}$

③ $287 \times \boxed{} = 17220$

④ $456 \times \boxed{} = 12768$

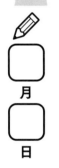

月

日

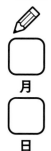

334
日目

次の言葉を見ておぼえてください。15秒たったら問題をかくして、紙に書いてください。

（位置もしっかりおぼえましょう）

月

日

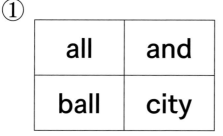

①

all	and
ball	city

②

cold	cool
day	drink

335
日目

下線を引いたひらがな部分を漢字に直してください。

①おしょうばんにあずかる。　　　　［　　　　　］

②しんとう滅却すれば火もまた涼し。［　　　　　］

③まゆに唾をつける。　　　　　　　［　　　　　］

④素晴らしいおんきょう設備を備える。［　　　　　］

⑤彼女はおんびんな性格だ。　　　　［　　　　　］

月

日

336
日目

次の経歴・事績にあてはまる歴史上の人物の名前をお答えください。

中国の戦国時代の思想家であり儒家。人は本来善であるとする「性善説」を唱えた。その思想を記した書物の言葉から、「五十歩百歩」「匹夫の勇」「木に縁りて魚を求む」などの慣用句が生まれている。

月

日

337日目

□に漢字を入れて四字熟語を完成させてください。

① 円□成□…（すべて完全に成し遂げられること）

② □□依然…（古いままで進歩していないこと）

③ 事□無□…（本当でないでっちあげのこと）

④ 天□□免…（世間で公然と許されていること）

⑤ □□飛語…（根拠のないうわさやデマのこと）

月

日

338日目

時計が鏡に映って左右反転しています。時刻は何時何分ですか？

① □時□分

② □時□分

③ □時□分

月

日

339日目

地理に関する次の問いにお答えください。

日本の天候にも影響が及ぶ、南米のペルー沖の海水温が平年よりも高くなる現象は？

月

日

116ページの解答

〈331日目〉①家②密③将 〈332日目〉倍賞千恵子
〈333日目〉①10810②21535③60④28

340日目

次の計算をしましょう。計算機は使わず、筆算か暗算でお答えください。

① $535 \times 48 = \boxed{}$

② $683 \times 52 = \boxed{}$

③ $472 \times \boxed{} = 18408$

④ $386 \times \boxed{} = 29722$

〔月〕〔日〕

341日目

下線を引いたひらがな部分にあてはまる同音異義語を、下の言葉から選んでください。ただし不要なものが一つ含まれています。

①科学論文の<u>しりょう</u>を集める。　　　（　　　）

②江戸時代の<u>しりょう</u>を集める。　　　（　　　）

③化学実験で<u>しりょう</u>を取り扱う。　　　（　　　）

飼料 ・ 資料 ・ 試料 ・ 史料

〔月〕〔日〕

342日目

文字を並べ替えて正しい言葉を完成させてください。

①「るんるんあげはにえんかがしであ」（　　　　　）
ヒント：人って

②「よくにるかっこにはまれば」　　（　　　　　）
ヒント：こんな人がかえって

③「おかしがおきにないはたさ」　　（　　　　　）
ヒント：もったいない

④「おえどけずらもふどふ」　　　　（　　　　　）
ヒント：甲斐がない

〔月〕〔日〕

〈335日目〉①相伴②心頭③眉④音響⑤穏便 〈336日目〉孟子

343日目

ひき算で計算しましょう。（計算方法は5ページ参照）

①

968	456	308	226

答 □

②

1256	647	288	195

答 □

○月 ○日

344日目

□にひらがなを入れてことわざ・名言を完成させてください。

① □□□□ を叩いて渡る
②驚き桃の木 □□□□□ の木
③京の着倒れ □□□□ の食い倒れ
④ □□ を憎んで人を憎まず
⑤待てば □□□ の日和あり
⑥孟母 □□□□ の教え

○月 ○日

345日目

次の漢字の読み方を書いてください。

①衣鉢　[　　　　]　⑤喝破　[　　　　]

②一喝　[　　　　]　⑥暁闇　[　　　　]

③遺憾　[　　　　]　⑦逆鱗　[　　　　]

④闊達　[　　　　]　⑧食傷　[　　　　]

○月 ○日

118ページの解答
〈337日目〉①満・就②旧態③実・根④下御⑤流言
〈338日目〉①1時2分②4時28分③3時13分　〈339日目〉エルニーニョ現象

346
日目

お金がいくらあるか計算しましょう。

月

日

$=$ ◯ 円

347
日目

次の計算をしましょう。計算機は使わず、筆算か暗算でお答えください。

① $27 \times 53 - 180 =$ ◯

② $56 \times 75 - 867 =$ ◯

③ $2525 - 32 \times 41 =$ ◯

④ $6870 - 53 \times 65 =$ ◯

月

日

348
日目

昭和に流行した音楽・映画・ドラマ・モノなどについてお答えください。

昭和45（1970）年

この年の1月から放送が始まった新珠三千代主演のドラマ。伊豆・熱川温泉の小さな旅館「山水館」に嫁いだ加代（通称こいさん）が、義父らに邪魔をされながらも、十数年かけて大旅館に成長させていった。

月

日

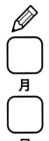

349
日目

時間のたし算です。合計した時間を「○時間○分」の形でお答えください。

①19時間52分＋16時間44分 ＝ [   ]

②12時間29分＋14時間16分 ＝ [   ]

③6時間22分＋7時間8分＋9時間53分 ＝ [   ]

④4時間45分＋8時間27分＋5時間38分 ＝ [   ]

月

日

350
日目

下線を引いたひらがな部分を漢字に直してください。

①そまつな食事。　　　　　　　　　　　[   ]

②動きにせいさいを欠いている。　　　　[   ]

③めっそうもない。　　　　　　　　　　[   ]

④彼はおんこうな性格だ。　　　　　　　[   ]

⑤「そんたく」とは「他人の気持ちを推し量る」という意味。[   ]

月

日

351
日目

次の計算を暗算で行い、答えは算用数字で書いてください。

①二百五十足す二百十引く三百五 ＝ [   ]

②三百八十五足す百六十引く二百二十 ＝ [   ]

③六百二十二足す二百五十引く四百二十 ＝ [   ]

④五百三十五足す八十引く二百三十 ＝ [   ]

月

日

120ページの解答

〈343日目〉①298②-16 〈344日目〉①いしばし②さんしょう③おおさか④つみ⑤かいろ⑥さんせん
〈345日目〉①いはつ②いっかつ③いかん④かったつ⑤かっぱ⑥ぎょうあん⑦げきりん⑧しょくしょう

352
日目

次の言葉を見ておぼえてください。15秒たったら問題をかくして、紙に書いてください。
（位置もしっかりおぼえましょう）

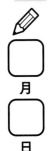

月

日

①

easy	enjoy
eat	eight

②

free	gold
hot	hand

353
日目

理科に関する次の問いにお答えください。

月

日

七夕の彦星は、わし座のアルタイル。ではおりひめ星はこと座の何という星？

354
日目

次の計算をしましょう。計算機は使わず、筆算か暗算でお答えください。

月

日

① $7 \times 25 \times 103 =$

② $3 \times 19 \times 115 =$

③ $121 \times 33 \times 5 =$

④ $153 \times 24 \times 7 =$

355日目

月　日

スーパーマーケットで野菜をまとめ買いしました。合計金額はいくらになりますか？（消費税等は考慮しません）

〈野菜の単価〉

大根	白菜	しめじ	カボチャ
180円（1本）	400円（1玉）	160円（1パック）	550円（1玉）

〈買ったもの〉

・大根3本　　・しめじ5パック
・白菜2玉　　・カボチャ3玉

　　　　円

356日目

月　日

枠内の3つの言葉に共通するひらがなを入れてください。

①
□たい
かい□
い□う

②
□んき
さし□
り□き

③
□かい
か□い
□いか

357日目

月　日

次の経歴・事績にあてはまる歴史上の人物の名前をお答えください。

米国第35代大統領。「アポロ計画」の発表、連邦政府等への黒人の登用、「キューバ危機」への毅然とした対応などで高く評価されている。テキサス州のダラスで狙撃され、46歳の若さで世を去った。

〈349日目〉①36時間36分②26時間45分③23時間23分④18時間50分　〈350日目〉①粗末②精彩（生彩）③滅相④温厚⑤忖度　〈351日目〉①155②325③452④385

358
日目

タテの列、ヨコの列、太線で囲まれたブロックに、それぞれ1〜4の数字が一つずつ入ります。（ア）〜（ウ）のマスに入った数字をお答えください。（解き方は5ページ参照）

4			2
(ア)			(イ)
	4		1
1		3	(ウ)

○ 月
○ 日

359
日目

下線を引いたひらがな部分に当てはまる同音異義語を、下の言葉から選んでください。ただし不要なものが一つ含まれています。

①理想を<u>ついきゅう</u>する。 　　　　　　　（　　　）

②理論を<u>ついきゅう</u>する。 　　　　　　　（　　　）

③責任を<u>ついきゅう</u>する。 　　　　　　　（　　　）

追究 ・ 追給 ・ 追及 ・ 追求

○ 月
○ 日

360
日目

次の漢字の読み方を書いてください。

①白無垢 ［　　　　　］ ⑤打擲 ［　　　　　］

②酔狂 ［　　　　　］ ⑥伯仲 ［　　　　　］

③泰斗 ［　　　　　］ ⑦簪 ［　　　　　］

④逐電 ［　　　　　］ ⑧藪蛇 ［　　　　　］

○ 月
○ 日

〈353日目〉ベガ（ヴェガ）〈354日目〉①18025②6555③19965④25704

361日目

折り紙を4つ折りにして一部を切り取りました。開いたとき、どんな形になっているでしょうか。①〜③の中から選んでください。

〈例〉4つ折りにして一部を切り取り、開くとこのようになります。

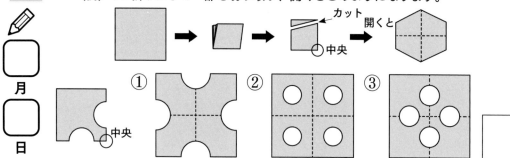

月

日

362日目

日本の古典文学にまつわる次の質問にお答えください。

平安時代から室町時代にかけて書かれた4冊の歴史書は、タイトルにいずれも「鏡」という文字が入っていることから「四鏡」と呼ばれる。『今鏡』『水鏡』『増鏡』と、もう1冊のタイトルは？

月

日

363日目

枠内の3つの言葉に共通するひらがなを入れてください。

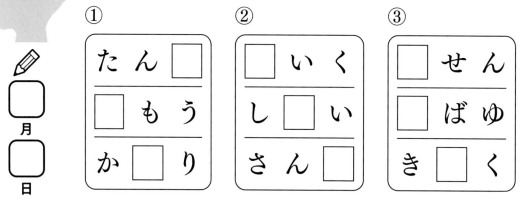

月

日

364 日目

矢印にそってサイコロを転がしたとき、最後のマスで上になる数字をお答えください。（サイコロは向かい合う面の数字をたすと7になります）

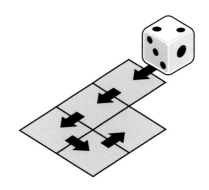

答 [　　　]

月 ◯
日 ◯

365 日目

下線を引いたひらがな部分を漢字に直してください。

①おにの霍乱。 [　　　　　]

②悪者をせいばいする。 [　　　　　]

③突如、らいめいが轟いた。 [　　　　　]

④「はてんこう」とは「前代未聞」という意味。[　　　　　]

⑤げんかくな父親に育てられた。 [　　　　　]

月 ◯
日 ◯

366 日目

次の言葉を見ておぼえてください。15秒たったら問題をかくして、紙に書いてください。
（位置もしっかりおぼえましょう）

①

Japan	July
long	look

②

May	map
nine	now

月 ◯
日 ◯

〈358日目〉（ア）2（イ）3（ウ）4 〈359日目〉①追求②追究③追及 〈360日目〉①しろむく②すいきょう③たいと④ちくでん⑤ちょうちゃく⑥はくちゅう⑦かんざし⑧やぶへび

【監修者紹介】

篠原菊紀（しのはら・きくのり）

公立諏訪東京理科大学工学部情報応用工学科教授。健康教育、脳科学が専門。1960年生まれ、長野県茅野市出身。東京大学教育学部卒業後、同大学院教育学研究科修了。「学習しているとき」「運動しているとき」「遊んでいるとき」など、日常的な場面で脳がどのように活動しているかを研究している。子どもから高齢者までを対象に、脳トレ、勉強法、認知機能低下予防などの著書や教材を数多く開発。テレビや雑誌、ラジオなどを通じ、脳科学と健康科学の社会応用を呼びかけている。

主な監修書に『一生ボケない脳になる！1日1分「脳トレ」366』『死ぬまでボケない脳になる！1日1分「脳トレ」366』『いくつになってもボケない脳になる！1日5分 脳トレパズル366』『100歳までボケない脳になる！1日3分 脳トレ算数パズル366』『誰よりもボケない脳になる！1日3分 脳トレ漢字パズル366』『超難問でボケ退治！1日1問 鬼脳トレ100』『一生ボケない！3年「脳トレ」日記』『1日1分！もの忘れがなくなる「脳トレ」366』『脳がどんどん若返る1日1分！「脳トレ」366』『70歳からの1日1分！ボケ封じ「脳トレ」366』（以上、PHP研究所）などがある。

装幀・本文組版◉朝田春未
装画◉河南好美
編集協力◉森末祐二

篠原菊紀教授の
楽しくボケない脳になる！1日1分「脳トレ」366

2024年5月7日　第1版第1刷発行

監修者　篠原菊紀
発行者　村上雅基
発行所　株式会社PHP研究所
　　　　京都本部　〒601-8411　京都市南区西九条北ノ内町11
　　　　〔内容のお問い合わせは〕暮らしデザイン出版部 ☎075-681-8732
　　　　〔購入のお問い合わせは〕普 及 グ ル ー プ ☎075-681-8818
印刷所　図書印刷株式会社